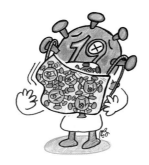

カラーイラストで学ぶ

新型コロナウイルスの
感染対策

絵と文　下間正隆

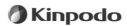

はじめに

　新型コロナウイルスは2019年12月頃、中国でコウモリのコロナウイルスが人間に感染して発生したと考えられています。ウイルスは、またたく間に、全世界に広がりました。薬やワクチンの開発・普及が追いつかず、2021年3月21日現在、感染者数は122,812,233人、死者数は2,709,627人になります。

　2020年1月、国内ではじめて、新型コロナウイルスが確認され、2月には横浜港に帰港した客船「ダイヤモンド・プリンセス号」に乗船していた3,713人のうち712人（約20%）が新型コロナウイルスに感染しました。この客船での感染を分析調査するなどして、新型コロナに関して様々なことがわかるようになりました。

　本書では、2020年来このウイルスについてわかってきたことや対策について、私自身がサインペンと色鉛筆で作画したイラストをまじえて解説しています。正しい知識を持って、適切に感染対策を実行して、新型コロナウイルスに立ち向かっていきましょう。本書が多くの方々のご参考となれば幸いです。

2021年3月

下間正隆

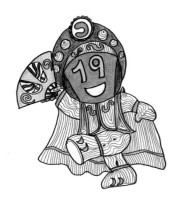
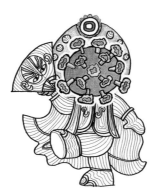
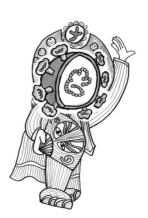

目次

第2章　絶対にコロナに感染しないための行動　51

第3章　病院内での感染対策　77

アドバンスト　手術室の感染対策　109

第 1 章

新型コロナウイルスの
基礎知識

新型コロナウイルスの寿命

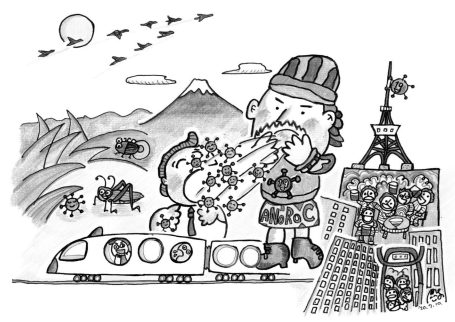

　新型コロナウイルスは、一人では生きていけません。人に感染して体の中で増えなければ生きていけません。コロナを運ぶのは、人間だけです。

　また、コロナの命はセミより短い、せいぜい３日の命です。そのため、ウイルスが服などに付着しているかもしれないと思ったら、３日間放置しておくのも一つの手です。

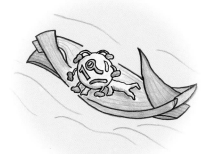

他のウイルスや細菌の寿命

ウイルスの寿命は、1日〜数週間と言われています。新型コロナウイルスの寿命は
3日間でしたが、インフルエンザは2〜8時間、SARSは数日、ノロウイルスは2週
間の寿命です。一方、細菌（MRSA・MDRPなど）は、1年以上生き延びます。

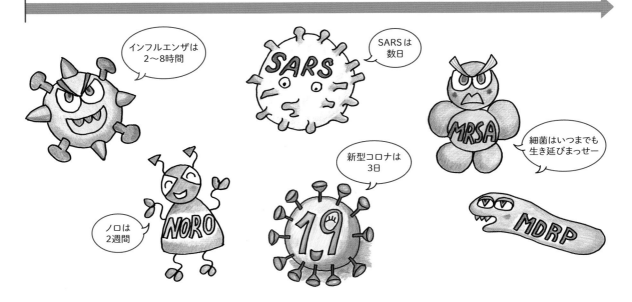

ウイルスや細菌の乾燥表面での生存期間

ウイルスは、1日〜数週間

細菌は1年以上、生き延びる

インフルエンザは
2〜8時間

SARSは
数日

細菌はいつまでも
生き延びまっせー

ノロは
2週間

新型コロナは
3日

MRSA　　Methicillin-Resistant *Staphylococcus Aureus*、メチシリン耐性黄色ブドウ球菌
MDRP　　MultipleDrug-Resistant *Pseudomonas Aeruginosa*、多剤耐性緑膿菌

新型コロナウイルスの大きさ

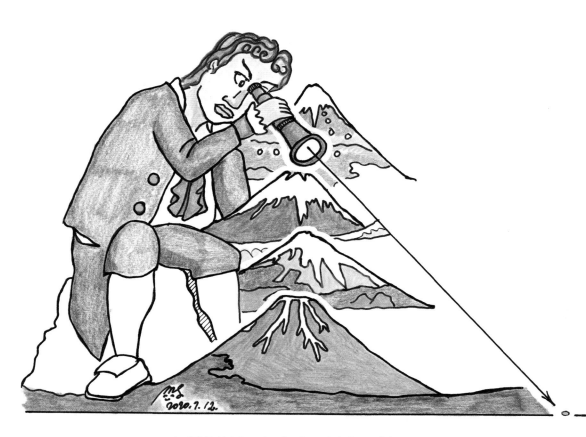

コロナ（直径100ナノメートル）の大きさは、「身長15キロメートルの巨人（富士山を４つ積み重ねた高さ）」の足元にある「直径１ミリのゴマ粒」の大きさです。人間の1,500万分の１程度の大きさです。

新型コロナウイルスの構造

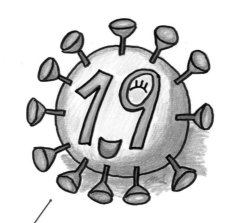

新型コロナウイルスの
正式名称はSARS-Cov-2

新型コロナによる病気が
COVID-19

SARSコロナウイルスと
よく似た構造です

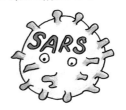

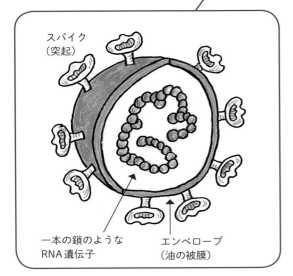

スパイク
（突起）

一本の鎖のような
RNA遺伝子

エンベロープ
（油の被膜）

　新型コロナウイルスは表面に蛋白質の突起（スパイク）を持っているため、あたかも王冠（コロナ）のように見えます。同じコロナの仲間であるSARSウイルスとよく似た構造のため、正式名称は「SARS-Cov- 2」です。
　新型コロナウイルスの病気を「COVID-19」と呼びますが、最近では、COVID-19は「新型コロナウイルス」という意味合いでも用いられます。

※ COVID-19
　Corona Virus Disease-2019

コロナウイルスの種類

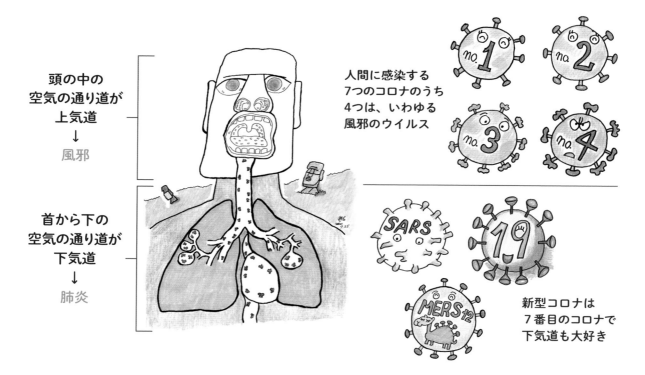

**頭の中の
空気の通り道が
上気道**
↓
風邪

**首から下の
空気の通り道が
下気道**
↓
肺炎

人間に感染する
7つのコロナのうち
4つは、いわゆる
風邪のウイルス

新型コロナは
7番目のコロナで
下気道も大好き

　　コロナウイルスのうち7種類が、人に感染すると言われています。このうち、風邪のウイルスが4つあります。一方、SARSウイルス・MERSウイルス、そして、新型コロナウイルスの3つは、風邪だけでなく肺炎も引き起こすコロナウイルスです。

SARS　　Severe Acute Respiratory Syndrome、重症急性呼吸器症候群
MERS　　Middle East Respiratory Syndrome、　中東呼吸器症候群

新型コロナウイルスの 3つの感染パターン

知識 **5**

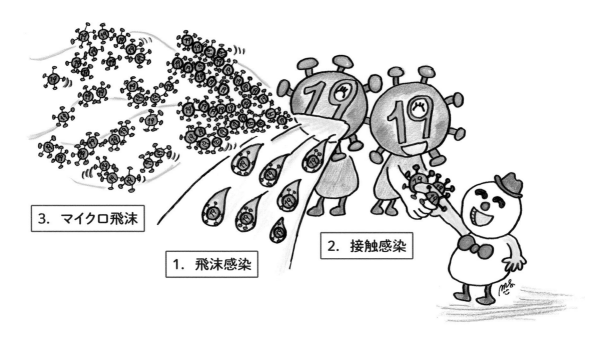

3. マイクロ飛沫

1. 飛沫感染

2. 接触感染

　新型コロナウイルスの感染パターンは、「①飛沫感染」「②接触感染」「③マイクロ飛沫による感染」です。それぞれの感染パターンに応じて、しっかり対策する必要があります。

　なお、厚生労働省「第4回新型コロナウイルス感染症対策アドバイザリーボード（2020年7月30日）」では、「いわゆる『空気感染』は、結核菌や麻疹ウイルスで認められており、より小さな飛沫が、例えば空調などを通じて空気中を長時間漂い、長い距離でも感染が起こりえるもので、『マイクロ飛沫感染』とは異なる概念である」とされています。

感染パターンに応じた予防策

知識 6

1. 飛沫感染対策

咳のある人は
必ずマスクをする。

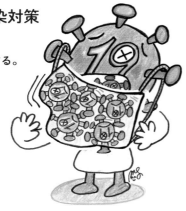

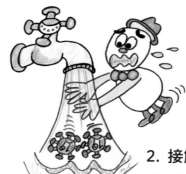

2. 接触感染対策

接触感染の予防には
手指衛生が大切です。

3. マイクロ飛沫感染対策

密閉された空間は危険です。マイクロ飛沫は、
飛沫感染よりも広範囲に感染を起こします。
換気をしてマイクロ飛沫を吹き飛ばしましょう。

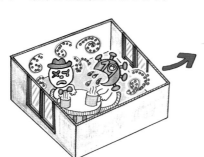

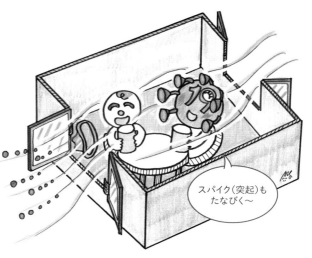

16

3つの経路別対策と標準予防策

　ウイルスや細菌などは、①飛沫感染、②接触感染、③空気感染の３つの経路をたどって、人に感染します。ウイルスや細菌により、感染しやすい経路がありますので、それぞれに応じた対策が必要です。

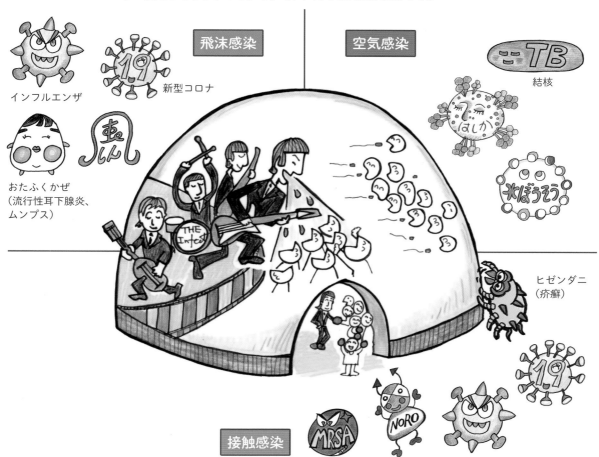

インフルエンザ

新型コロナ

飛沫感染

空気感染

TB
結核

おたふくかぜ
（流行性耳下腺炎、
ムンプス）

はしか

大ぼうそう

ヒゼンダニ
（疥癬）

THE
Infex

MRSA

NORO

接触感染

| 接触感染対策 | 飛沫感染対策 | 空気感染対策 |

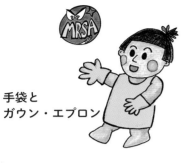
手袋と
ガウン・エプロン

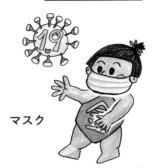
マスク

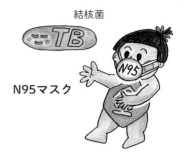
結核菌
N95マスク

接触感染、飛沫感染、空気感染の3つの経路別対策は、相手の病原体が何であるか、わかっている時にする対策です。それぞれの予防策は次のとおりです。①接触感染には手袋とガウン・エプロン、②飛沫感染にはマスク、③空気感染にはN95マスクを用います。

ウイルスや細菌など病原体ごとの感染しやすい経路

接触感染	飛沫感染	空気感染
人→人、人→物→人と接触することにより菌やウイルスがうつる。3つの感染経路の中で最も多い感染	咳やくしゃみを浴びてうつる	空気中を浮遊している菌やウイルスを吸い込んでうつる
●MRSA 　（メチシリン耐性黄色ブドウ球菌） ●各種の薬剤耐性菌 ●ノロウイルス ●インフルエンザウイルス ●新型コロナウイルス ●ヒゼンダニ（疥癬）	●インフルエンザウイルス ●新型コロナウイルス ●風疹 ●おたふくかぜ 　（流行性耳下腺炎、ムンプス）	●結核 ●麻疹（はしか） ●水痘（水ぼうそう）

3つの経路別の対策の前に、「基本的に大切な対策」があります。それは、「すべての人は、何かしらの病原体を保有していると考えて常に身構えて、標準的に予防すること」です。

　CDC（アメリカ疾病予防管理センター）は、2007年に「標準予防策」を掲げています。

CDCが掲げる標準予防策

標準予防策（CDC 2007）

1. 適切に手指衛生する
2. 適切に個人防護具（PPE）をつける
3. 咳エチケット
4. 病原体を広げる危険のある患者は個室に隔離する
5. 患者ケア用物品、医療機器・器具は適切に取り扱う
6. 環境表面は、毎日、消毒する
7. 使用済み布製品・洗濯物で、患者や環境を汚染しない
8. 医療従事者の血液媒介病原体への曝露防止対策
9. 腰椎穿刺時のマスク
10. 安全な注射処置について

※赤字の項目は、本書で詳しく説明しています

標準予防策

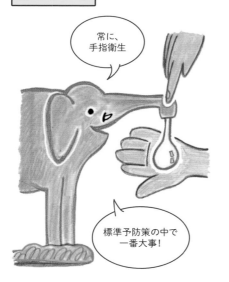

常に、
手指衛生

標準予防策の中で
一番大事！

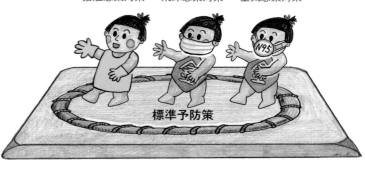

接触感染対策　　飛沫感染対策　　空気感染対策

標準予防策

標準予防策は、すべての対策の土俵（土台）となる対策です

クラスター（集団感染）が起きる要因

密閉
密集
密接

大声

不十分な
感染対策

この３つが、対策のポイントです

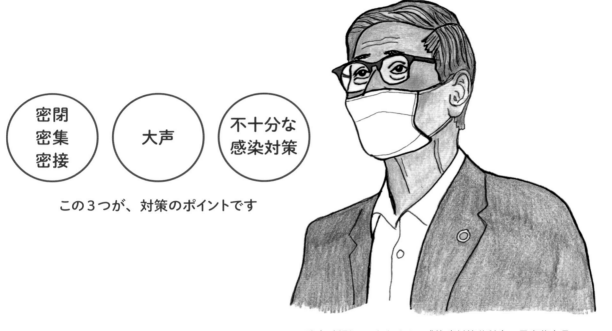

政府・新型コロナウイルス感染症対策分科会　尾身茂会長
2020年8月20日、日本感染症学会での講演より

　普通に町を歩いたり、マスクなどの感染対策をした上でのショッピングなどでは、感染のリスクは極めて低い。
　クラスターが発生しているお酒を伴う飲食店、宴会、職場などでの共通点は、「①密閉・密集・密接」「②大声」「③マスクをしない・手指衛生をしないなどの不十分な感染対策である」と言われています。

知識 8

大声の会話は、「飛沫」も 「マイクロ飛沫」も、大量に発生する

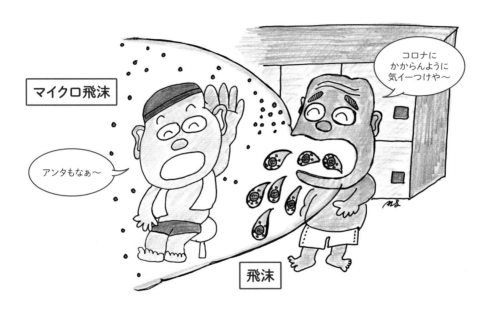

スポーツジムの狭くて換気の悪いロッカー室にて

大声の会話は、「飛沫」も「マイクロ飛沫」も大量に発生します。

リスクが高まる場所として、「車の中」「寮の部屋など狭い空間での共同生活」「休憩室・更衣室・喫煙室」「カラオケ」などが挙がります。

知識 9　感染リスクが高まる 「5つの場面」

　厚生労働省は、2020年10月23日に、感染リスクが高まる「5つの場面」として、「①飲酒を伴う懇親会など」「②大人数や長時間におよぶ飲食」「③マスクなしでの会話」「④狭い空間での共同生活」「⑤居場所の切り替わり」を挙げています。イラストのような場面は、十分注意しましょう。

1. マスクなしの車やバスの中での会話

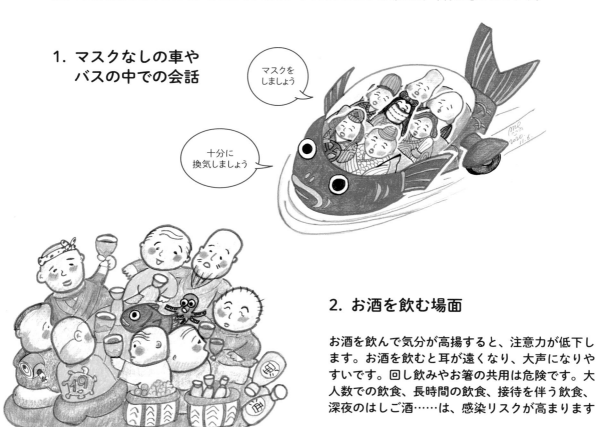

2. お酒を飲む場面

　お酒を飲んで気分が高揚すると、注意力が低下します。お酒を飲むと耳が遠くなり、大声になりやすいです。回し飲みやお箸の共用は危険です。大人数での飲食、長時間の飲食、接待を伴う飲食、深夜のはしご酒……は、感染リスクが高まります

3. マスクなしのカラオケ

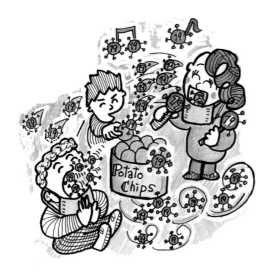

4. マスクなしの共同生活

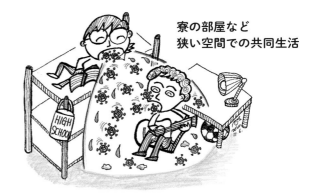

寮の部屋など
狭い空間での共同生活

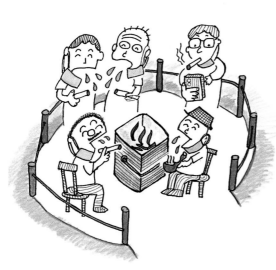

5. マスクなしの
休憩室・更衣室・喫煙所

感染が成立するまで

感染が成立するまでは、24〜27ページのとおりです。新型コロナウイルスは、粘膜から侵入し、体の中で増殖し、発症します。

① 粘膜から

顔面の粘膜でレセプターがあるのは、鼻の粘膜、目の結膜、口腔粘膜、舌などです

皮膚には粘膜がないので、レセプターはありません

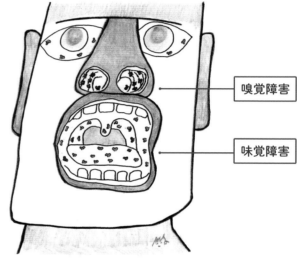

嗅覚障害

味覚障害

顔では、目・鼻・口腔・舌などに粘膜があり、そこから新型コロナウイルスは侵入してきます。一方、皮膚には粘膜がありません。皮膚は天然のバリアですね。そのため、コロナが皮膚についても、大丈夫です。しかし、「鼻の中の粘膜を触る」「目の周りをこする」といった行為により、指についているウイルスが粘膜から感染し、体内に侵入してきます。

コロナは皮膚から感染しません

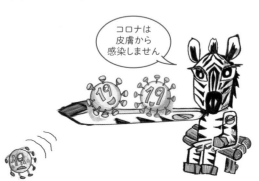

② 粘膜のレセプターに結合して体の中に侵入

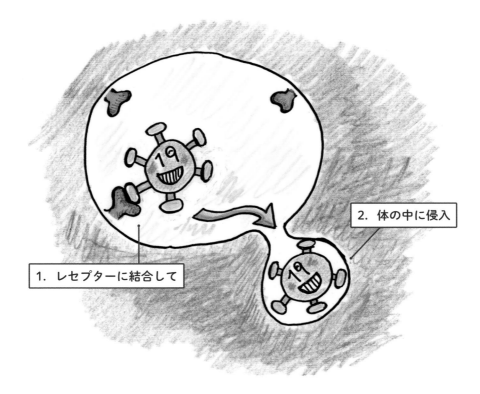

1. レセプターに結合して
2. 体の中に侵入

　新型コロナウイルスは、粘膜の特別なレセプター（受容体）に結合して、体の中に侵入します。このレセプターは、「ACE 2 レセプター」です。たまたま新型コロナウイルスがひっつきやすい構造をしています。

ACE2 = Angiotensin-converting enzyme2（アンジオテンシン変換酵素2）
本来は、血圧を調節するためのレセプターです。

③ 感染

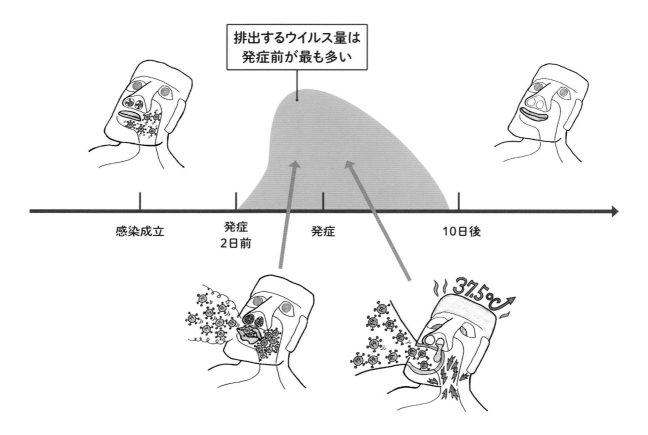

排出するウイルス量は
発症前が最も多い

感染成立　　発症
　　　　　2日前　　発症　　　　　10日後

　体の中に侵入した新型コロナウイルスは、感染が成立したら、鼻腔・口腔・咽頭あたりで増殖します。体内でおさまらないウイルスは、体外にも排出されます。ウイルスが排出されるようになって2日後に、発熱や咳が出て発症します。また、無症状で経過する場合もあります。

④ 感染成立後

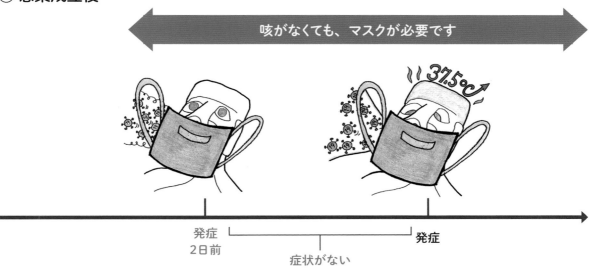

咳がなくても、マスクが必要です

発症
2日前

症状がない

発症

感染したら咳がなくてもウイルスが排出されていますので、マスクが必要です。

重症例では、ウイルス排出量が多く、発症から3〜4週間、ウイルスの遺伝子が検出されることがあります。

しかし、他人に感染させる可能性がある期間は、発症2日前から発症後7〜10日程度と考えられています。

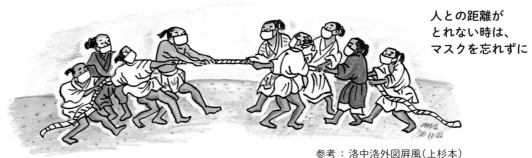

人との距離が
とれない時は、
マスクを忘れずに

参考：洛中洛外図屏風（上杉本）

新型コロナの症状

① 症状の程度

　新型コロナウイルスは体内に侵入した後、上気道で風邪の症状を引き起こします。また、下気道で肺炎を生じます。

　なお、ダイヤモンド・プリンセス号では、新型コロナ感染者の3人に1人は無症状でした〔平均年齢68歳（47〜75歳）〕。

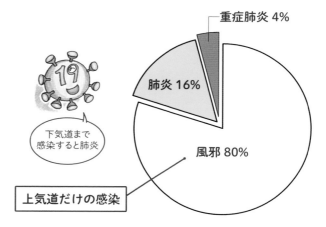

下気道まで感染すると肺炎

重症肺炎 4%

肺炎 16%

風邪 80%

上気道だけの感染

厚生労働省「新型コロナウイルス感染症対策の基本方針の具体化に向けた専門家の見解／2020年2月24日」新型コロナウイルス感染症対策専門家会議より

ダイヤモンド・プリンセス号の新型コロナ感染者の3人に1人は無症状

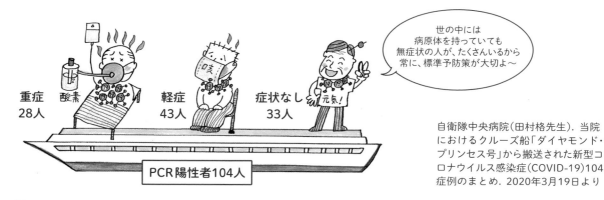

世の中には病原体を持っていても無症状の人が、たくさんいるから常に、標準予防策が大切よ〜

重症 28人　酸素

軽症 43人

症状なし 33人

PCR陽性者104人

自衛隊中央病院（田村格先生）. 当院におけるクルーズ船「ダイヤモンド・プリンセス号」から搬送された新型コロナウイルス感染症（COVID-19）104症例のまとめ. 2020年3月19日より

② 新型コロナの症状

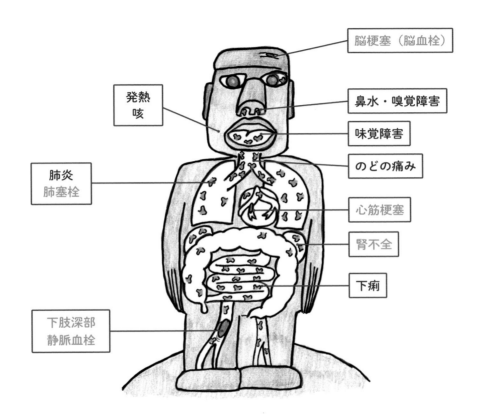

脳梗塞（脳血栓）

発熱
咳

鼻水・嗅覚障害

味覚障害

のどの痛み

肺炎
肺塞栓

心筋梗塞

腎不全

下痢

下肢深部
静脈血栓

　新型コロナウイルスの症状は、様々な所に表れます。例えば、口から飲み込んだウイルスが小腸粘膜にまで到達すると、小腸のレセプターに結合して、腸炎を引き起こして下痢になります。感染による炎症が進行すると、全身の血管内で血が固まりやすくなります。そのため、赤字の「脳梗塞（脳血栓）」「心筋梗塞」「腎不全」「下肢深部静脈血栓」などが生じます。そして、下肢深部静脈の血栓がはがれて、心臓を経由して肺の血管に詰まると「肺塞栓」を引き起こします。いわゆる「エコノミークラス症候群」と同じ現象です。

インフルエンザやノロの症状

　ウイルス感染症で代表的なインフルエンザとノロでは、次のような症状が出ます。インフルエンザは、熱や咳が出ます。熱や咳に、さらに、のどの痛み、筋肉痛、関節痛、重度の疲労のうちの一つでも加われば、インフルエンザが疑われます。一方、ノロは、激しい嘔吐や水様の下痢便が特徴的です。

　新型コロナの初期症状は、インフルエンザに似ています（付録「新型コロナとインフルエンザ、ノロの感染症の違い」／→P.116）。

熱 fever
せき cough
のどの痛み sore throat
筋肉痛 muscle pain
関節痛 joint pain
重度の疲労 severe fatigue

インフルエンザを
うたがう症状
Influenza-like illnesses

インフルエンザ?!
Influenza?!

施設スタッフ
staff

NORO

①噴射するような激しい嘔吐
②水様の下痢便

ノロ?!

味覚障害・嗅覚障害が起きるのは?

新型コロナウイルスは粘膜から侵入してきます。舌では、味を感じる「味蕾細胞」の表面にあるレセプターにひっついて炎症を起こして、味覚障害が生じます。

また、鼻では鼻腔上部(上鼻甲介)の粘膜上のレセプターにひっついて炎症を起こすため、その近くの嗅覚神経が障害されます。

コロナが「味蕾細胞」の表面にあるレセプターにひっついて炎症を起こして、味覚障害を生じます

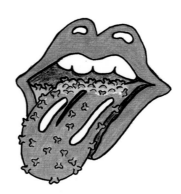

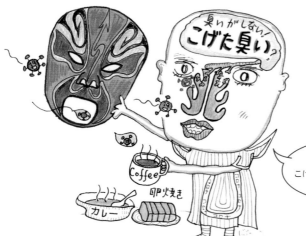

コロナが上鼻甲介の粘膜上のレセプターにひっついて炎症を起こし、嗅覚神経が障害されます

子供は感染しにくい

　子供は、レセプターが少ないので、感染しにくいと言われています。ただし、短時間に大量のウイルスにさらされると感染します。

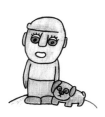
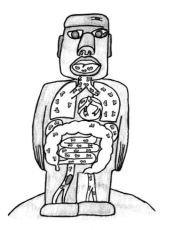

年齢別にみた鼻腔粘膜における ACE2 レセプターの発現程度
（Bunyavanich S, et al. JAMA. 2020; 323: 2427-2429. より）

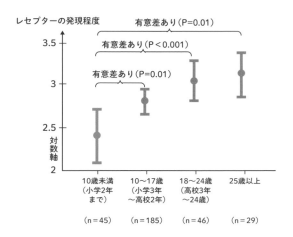

知識 13 子供の感染経路と 大人の感染経路は異なる

文部科学省が発表した『学校における新型コロナウイルス感染症に関する衛生管理マニュアル〜「学校の新しい生活様式」〜』によると、2020年6〜11月の半年間の児童生徒・教職員の感染状況は、小学生の73％は家庭内で感染している一方、大人の63％は感染経路不明でした。

小学生の73%は家庭内で感染している

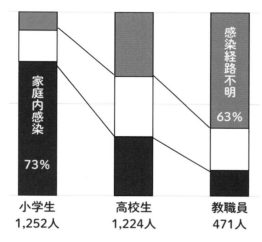

家庭内感染 73%

感染経路不明 63%

小学生 1,252人　高校生 1,224人　教職員 471人

大人の63%は感染経路不明

2020年6〜11月の半年間の児童生徒・教職員の感染状況

文部科学省. 学校における新型コロナウイルス感染症に関する衛生管理マニュアル〜「学校の新しい生活様式」(2020年12月3日　Ver 5)より

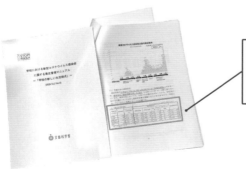

児童生徒の感染状況
教職員の感染状況
2020年6〜11月の半年間

新型コロナウイルスの致死率・重症化率

新型コロナウイルス感染症と診断された人のうち、重症化する人・死亡する人の割合は、高齢者は高く、若者は低いです。

また、インフルエンザと新型コロナウイルスを比較すると、新型コロナは、人工呼吸器管理、ICU入室が多く、死亡リスクが高い結果でした。

厚生労働省「新型コロナウイルス感染症の"いま"についての10の知識／2020年11月時点」より

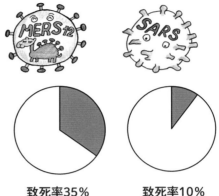

致死率35%

致死率10%

致死率1%
50歳代以下：0.06%
60歳代以上：5.7%

フランスでのCOVID-19と季節性インフルエンザの比較
（Piroth L, et al. Lancet Respir Med. 2020: S2213-2600; 30527-30600. より）

	2020年3～4月 COVID-19	2018年12月～2019年2月 インフルエンザ
入院患者	約9万人	4万6,000人
18歳未満	1.4%	19.5%
人工呼吸器管理	9.7%	4.0%
ICU入室	16.3%	10.8%
病院内死亡	16.9%	5.8%

※COVID-19のデータは、まだ治療法が確立されていない頃のデータのため、病院内死亡率は、現在では改善されていると考えられます。

新型コロナウイルスの救命率
（70歳以上）

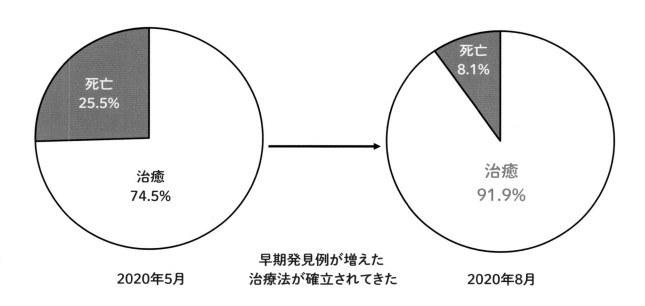

死亡
25.5%

治癒
74.5%

2020年5月

早期発見例が増えた
治療法が確立されてきた

死亡
8.1%

治癒
91.9%

2020年8月

　早期発見例が増え、治療法が確立されてきたため、70歳以上の
コロナ感染者の救命率は、改善しています（厚生労働省「第7回新型
コロナウイルス感染症対策アドバイザリーボード／2020年9月2日」より）。

パルスオキシメーター（酸素飽和度モニター）とは？

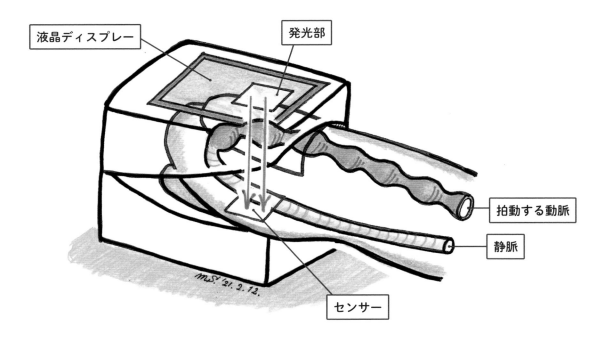

液晶ディスプレー

発光部

拍動する動脈

静脈

センサー

　パルスオキシメーター（酸素飽和度モニター）は、指先にかぶせるだけで、動脈血中の酸素飽和度（SpO_2）と心拍数を測定できます。

　装置の発光部から、赤色光と赤外光の2種類の光（LED）を交互に1秒間に約40回発光させて、指を透過した光量をセンサーで測定して、動脈血中ヘモグロビンの何％が酸素と結びついているかを調べてSpO_2を算出します。

　SpO_2の基準値は96〜98％です。測定誤差を考慮して、「93％以下」は酸素投与が必要となる「呼吸不全」とされます。

　なお、パルスオキシメーターの原理は1972年に日本で発見され、その後商品化されました。

パルスオキシメーター　測定の順番

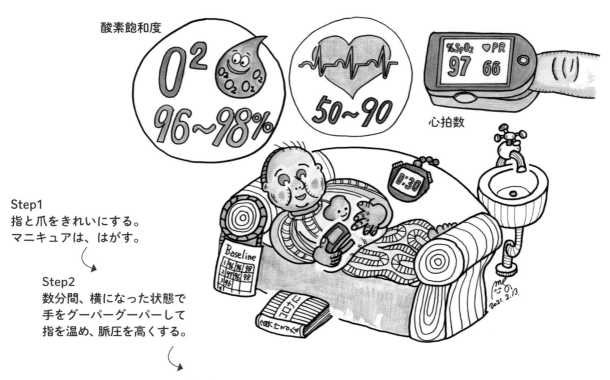

酸素飽和度

O² 96~98%

50~90

心拍数

%SpO₂ ♡PR
97 66

Step1
指と爪をきれいにする。
マニキュアは、はがす。

Step2
数分間、横になった状態で
手をグーパーグーパーして
指を温め、脈圧を高くする。

Step3
パルスオキシメーターを中指または人
差し指に、しっかりとはめる。
測定値が安定するまで30秒間ほど待つ。

Step4
1日3回（例えば、毎食後）
測定して、ベースライン値
（基準値）を把握しておく。

知識 16 ワクチンの分類

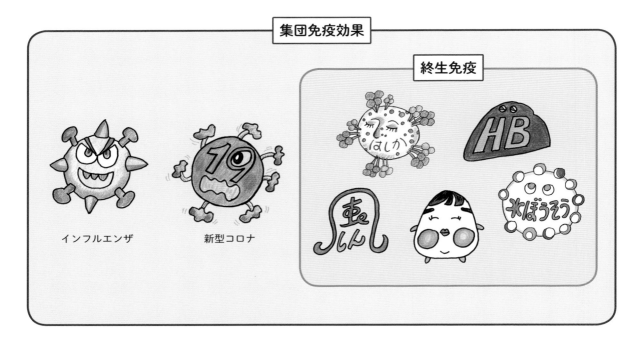

集団免疫効果

終生免疫

インフルエンザ　　新型コロナ

　ワクチンには、大きく分けて2種類あります。

　①麻疹・風疹・水痘・おたふくかぜ・B型肝炎ウイルスなど接種すれば、一生免疫が得られるワクチンと、②季節性インフルエンザワクチンのように一時的（約5か月間）に免疫が得られるワクチンの2種類です。

　①は1回の接種で90〜95％以上の免疫獲得が期待できますが、②は接種しても感染することもあります。新型コロナウイルスのワクチン（ファイザー社製）の予防効果の持続期間は、まだわかっていません（2021年3月現在）が、新型コロナの感染症は基本的にはインフルエンザと同じ呼吸器感染症なので、ワクチンも同様に一時的な免疫効果であると推測されます。

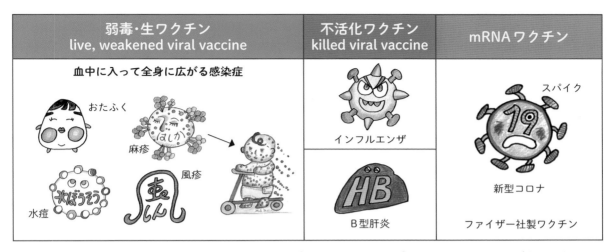

弱毒・生ワクチン live, weakened viral vaccine	不活化ワクチン killed viral vaccine	mRNA ワクチン
血中に入って全身に広がる感染症 おたふく 麻疹 風疹 水痘	インフルエンザ B型肝炎	スパイク 新型コロナ ファイザー社製ワクチン

また、ワクチンの分類として、①弱毒・生ワクチン、②不活化ワクチン、③mRNAワクチンなどがあります。

① 弱毒・生ワクチン

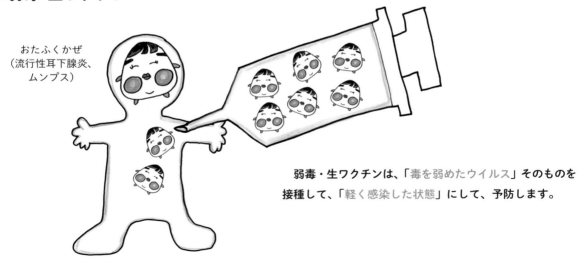

おたふくかぜ
（流行性耳下腺炎、
ムンプス）

弱毒・生ワクチンは、「毒を弱めたウイルス」そのものを
接種して、「軽く感染した状態」にして、予防します。

② 不活化ワクチン

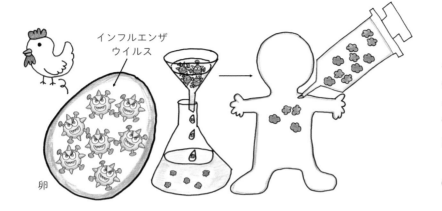

インフルエンザ
ウイルス

卵

不活化ワクチンは、「死んだウイルスの一部」を接種します。1回の接種では、免疫がつきにくく、インフルエンザワクチンの場合は、13歳未満は2回接種します。成人は既にインフルエンザにかかったりワクチンを接種したことがあるので、1回接種です。

③ mRNA（メッセンジャーRNA）ワクチン（ファイザー社製ワクチン）

新型コロナウイルスのスパイク蛋白質を作るmRNA（メッセンジャーRNA）を脂質（油）の膜で包んだワクチンを筋肉注射すると、このmRNAをもとに体の中でスパイク蛋白質が作られます。すると免疫担当細胞が、このスパイク蛋白質を異物として認識し、コロナに対する中和抗体（IgG抗体）を産生したり、細胞性免疫応答が誘導されたりします。

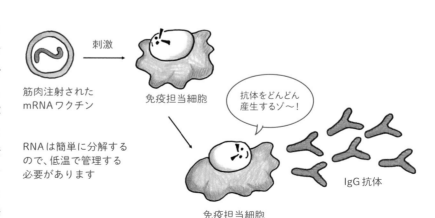

筋肉注射された
mRNAワクチン

刺激

免疫担当細胞

RNAは簡単に分解するので、低温で管理する必要があります

抗体をどんどん
産生するゾ〜！

免疫担当細胞

IgG抗体

ワクチンの接種

① ワクチンの接種方法

生ワクチン			不活化ワクチン		mRNAワクチン
MRワクチン（はしか風疹混合ワクチン）	水痘ワクチン	おたふくかぜワクチン	B型肝炎ワクチン	インフルエンザワクチン	新型コロナワクチン
定期接種 1歳児と小学校入学前 1年間の幼児の2回接種	定期接種 1歳児の頃に 2回接種	任意接種	任意接種 生後1歳までは 定期接種	任意接種	任意接種
皮下注射			皮下注射または 筋肉注射 （10歳未満は皮下注射）	皮下注射	筋肉注射

新型コロナウイルスは、mRNAワクチンを筋肉注射します。

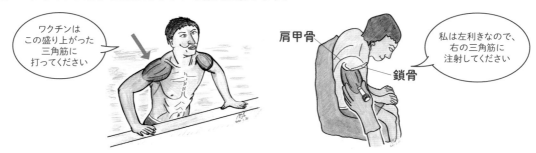

新型コロナワクチンの臨床試験は、世界的標準である筋肉注射法で行われているので、
このワクチンを皮下注射した時の安全性や有効性のデータは存在しません。

② ワクチン接種時によくある質問とその答え

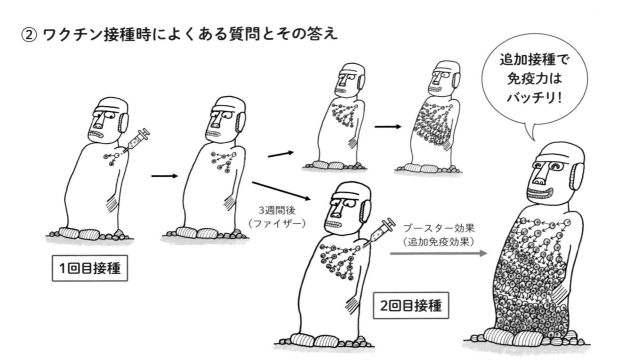

1回目接種

3週間後
（ファイザー）

2回目接種

ブースター効果
（追加免疫効果）

追加接種で
免疫力は
バッチリ！

Q1. なぜ、2回接種するのですか？

　1回目のワクチンを接種した後に、期間をおいて、ワクチンを追加接種して免疫細胞を刺激すると、抗体産生能力が速く、高くなるという効果があります。

　これを「ブースター（追加免疫）効果」と言います。

　今回の新型コロナウイルスのワクチン（ファイザー社製）では、2回目の接種を受けて7日程度経過してから、十分な免疫ができるとされています。

Q2. なぜ筋肉注射なのですか？

　世界のワクチン接種は筋肉注射が標準です。しかし、日本では、1970年代に、乳幼児期に大腿前面へ抗菌薬や解熱剤を頻回に筋肉注射したことが原因で筋肉が硬くなり、正座できなくなったり、歩行障害などが出る「大腿四頭筋拘縮症」（→P.43）が全国各地で確認されて以来、日本でのワクチン接種は皮下注射が原則となっています。

　なお、小児期に定期接種（公費負担）するワクチンは10種類あります（2020年10月現在）。

Q3. 血をサラサラにする 薬を飲んでいるのですが、 接種できますか？

ワクチン接種を受けることはできます。

接種前に、血をサラサラにする薬を休薬する必要はありません。

接種後は、2分間以上、注射した部分をしっかりと押さえてください。もし、腕が腫れる、しびれるなどの症状が出たら、医師に相談してください。

〈血をサラサラにする薬の例〉

①抗凝固薬(不整脈、血栓症、心臓手術後に処方されることの多い薬)

商品名：ワーファリン、プラザキサ、イグザレルト、エリキュース、リクシアナなど

②抗血小板薬(動脈硬化、狭心症・心筋梗塞、脳梗塞後の下肢動脈閉塞症に処方されることの多い薬)

商品名：バイアスピリン、パナルジン、プラビックス、バファリン、エパデールなど

Q4. 接種後、運動したり、 お酒を飲んだりしても 良いですか？

運動や飲酒後に、もし体調が悪くなった場合、ワクチンの副反応と区別がつかないこともあるので、接種した日は激しい運動や深酒は避けてください。

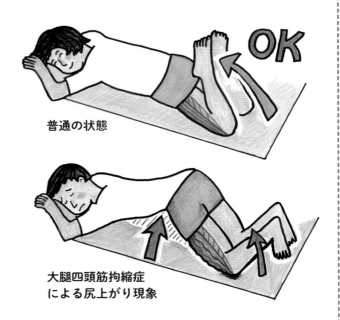

大腿四頭筋拘縮症について

普通の状態

大腿四頭筋拘縮症
による尻上がり現象

大腿四頭筋（大腿直筋、外側広筋、内側広筋、中間広筋）は大腿骨を四方から挟むようにして存在し、膝関節や股関節の動きに関係しています。全身の筋肉の中で最も強大で、太ももの大部分を占める筋肉です。

普通は、うつ伏せに寝た状態で、かかとがお尻につくまで膝を曲げることができます。

しかし大腿四頭筋拘縮症では、膝を曲げていくと太ももが突っ張って、お尻が浮き上がる（尻上がり現象）などの症状や歩行時の歩き方の異常などが出現します。

③ 筋肉注射時の注意事項は？

左上腕を背側から見たところ

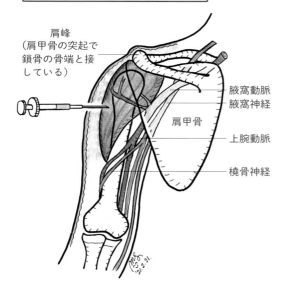

肩峰
（肩甲骨の突起で鎖骨の骨端と接している）

腋窩動脈
腋窩神経

肩甲骨

上腕動脈

橈骨神経

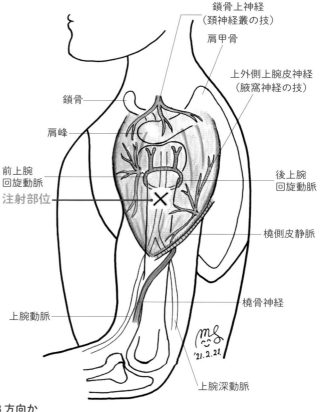

鎖骨上神経
（頚神経叢の技）

肩甲骨

上外側上腕皮神経
（腋窩神経の技）

鎖骨

肩峰

前上腕
回旋動脈

注射部位

後上腕
回旋動脈

橈側皮静脈

橈骨神経

上腕動脈

上腕深動脈

三角筋の理想的な注射部位について

　三角筋エリアの皮膚は、頭側、前上方、後下方の3方向から皮神経が支配しています。上腕骨骨頭の近くの骨表面には、前後から細い上腕回旋動脈が走っています。三角筋の下縁の近くを橈側皮静脈、その下方に橈骨神経が走っています。上腕を体に密着させて、垂直にたらします。三角筋をつまんで、その大体の厚みを把握した後、脇の下を結ぶ線の高さを目安として、三角筋の盛り上がった部位の正中で、浅からず深からず、垂直に注射できる部位が理想的です。

　三角筋内に太い血管はないので、逆血確認は不要です。

　針が三角筋に確実に届くように、針を皮膚に直角に刺して、筋肉内に注射します。

　筋肉は皮下脂肪組織よりも血流が豊富なので、筋肉注射の吸収速度は皮下注射の約2倍あります。また皮下脂肪組織と比べて、筋肉内には免疫担当細胞が豊富に存在するので、より高いワクチン効果が期待されます。

④ 接種ブースでの準備品

接種時に注意すべきポイント

中腰では手元が安定しません。長時間の作業で腰痛の原因になるかもしれません

片肌脱ぎに近い状態にして三角筋全体をしっかり見えるようにしましょう

腕時計をはずして、上着の袖をしっかりまくって、手指衛生をしましょう

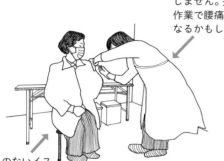

背もたれのないイスでは、後ろに倒れる危険性があります

〈ワクチン接種訓練場面〉

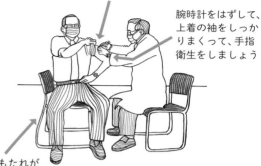

後ろに背もたれがないと、倒れる危険性があります

〈ワクチン接種場面〉

ワクチン接種ブース　準備品

1. 環境消毒用ワイプ
2. 針捨てボックス
3. ワクチン接種用注射器
4. 酒精綿（アルコール綿）
5. 手袋
6. 注射針跡保護パッド
7. 問診票
8. 手指消毒剤
9. 救急カート
10. 患者用荷物置台
11. 感染性廃棄物用ビニール袋

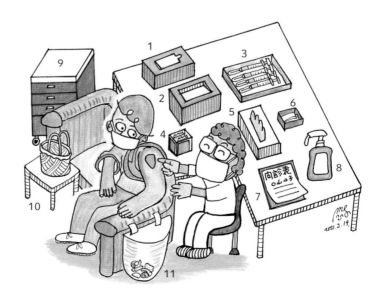

新型コロナウイルスに効くワクチン

新型コロナウイルスのワクチンには
発症や重症化の予防が期待されています。

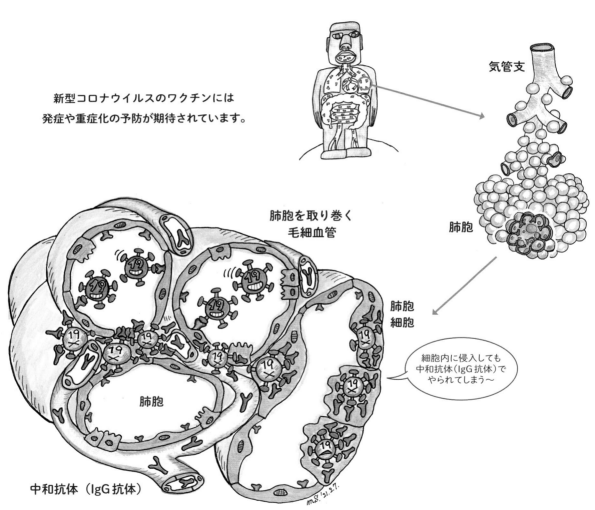

気管支

肺胞

肺胞を取り巻く
毛細血管

肺胞
細胞

細胞内に侵入しても
中和抗体（IgG 抗体）で
やられてしまう〜

肺胞

中和抗体（IgG 抗体）

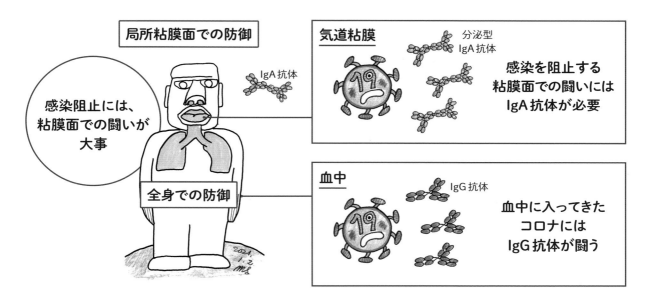

局所粘膜面での防御

感染阻止には、粘膜面での闘いが大事

全身での防御

気道粘膜

分泌型
IgA 抗体

IgA 抗体

感染を阻止する
粘膜面での闘いには
IgA 抗体が必要

血中

IgG 抗体

血中に入ってきた
コロナには
IgG 抗体が闘う

　免疫には、局所粘膜面での防御（粘膜免疫応答）と全身での防御（全身性免疫応答）の２つがあります。

　上気道の粘膜面では、IgA 抗体が働いて感染を阻止するので、感染予防には鼻から注入して IgA 抗体を産生する経鼻ワクチンが理想的です。

　新型コロナのワクチンは筋肉注射ワクチンで、血中の IgG 抗体を産生します。このワクチンは、血中に入って全身に広がったウイルスによる重症化の予防には効果的ですが、粘膜面での IgA 抗体の産生能力は不明です。

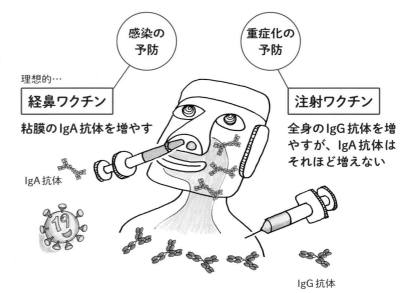

感染の
予防

重症化の
予防

理想的…

経鼻ワクチン

粘膜の IgA 抗体を増やす

IgA 抗体

注射ワクチン

全身の IgG 抗体を増やすが、IgA 抗体はそれほど増えない

IgG 抗体

もし、日本の全員が接種したら…

有効性95%とは…

有効性95%とは、「100人にワクチンを打って、5人が感染した」ということではありません。

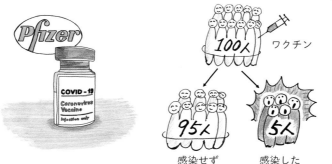

ワクチン

100人

95人
感染せず

5人
感染した

残念ながらこういうことではない

大雑把にいえば…

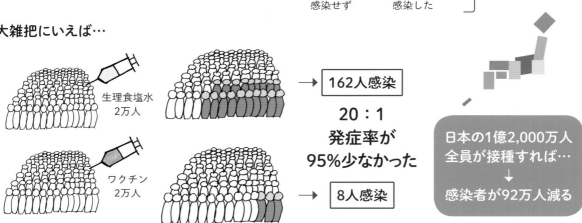

生理食塩水
2万人

ワクチン
2万人

→ 162人感染

20：1
発症率が
95%少なかった

→ 8人感染

日本の1億2,000万人全員が接種すれば…
↓
感染者が92万人減る

　ファイザー社の臨床試験では、ワクチンを接種した人2万人から8人が発症し、ワクチンではない生理食塩水を接種した2万人から162人が発症しました。この発症者の比率が20対1で、ワクチンを接種した人の発症予防効果が95%であったということです。

　この結果をもとに、もし、日本の1億2,000万人がワクチンを接種したと想定すると、日本全体で発症者数が92万人減ることとなり、「集団的免疫効果」が期待されます。

ウイルスの変異

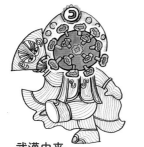

武漢由来
2020年1月

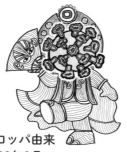

ヨーロッパ由来
2020年3月

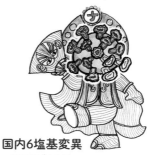

国内6塩基変異
2020年6月

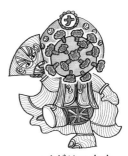

イギリス由来
17塩基変異
2020年12月

一般的ではないコース

**毒性の強いウイルスは
人間と共に滅びてしまう**

一般的なコース

**毒性の弱いフレンドリーなウイルスは
感染を繰り返して、人間と共存して生き延びていく**

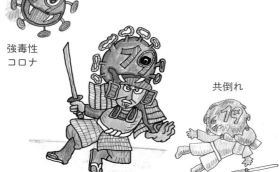

強毒性
コロナ

共倒れ

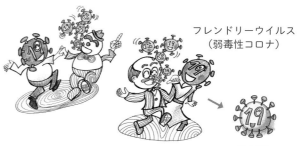

フレンドリーウイルス
（弱毒性コロナ）

やがて…
普通の風邪ウイルス

**一般論としては、ウイルスは病原性を下げて、広く深くウイルス種を残してい
く適応・潜伏の方向に向かうと推定されます**〔国立感染症研究所病原体ゲノム解析研究
センター. 新型コロナウイルス SARS-CoV-2 のゲノム分子疫学調査 2（2020/7/16現在）より〕。

新型コロナウイルスの感染症法上の位置づけ

感染症法に基づく感染症の分類		
1類感染症	極めて危険な感染症。日本には常在しない	エボラ出血熱など
2類感染症	1類に次いで危険な感染症	結核、SARS、鳥インフルエンザ（H5N1）
3類感染症	危険性は高くないが集団発生する	コレラ、細菌性赤痢など
4類感染症	動物、飲食物を介して国民の健康に影響を与える	日本脳炎、デング熱、マラリアなど
5類感染症	発生動向を公開して拡大を防止するべき感染症	アメーバ赤痢、各種の多剤耐性菌、麻疹、風疹、水痘、流行性耳下腺炎など
新型インフルエンザ等感染症	新型インフルエンザ	
	再興型インフルエンザ	
	新型コロナウイルス感染症	2021年2月13日〜
	再興型コロナウイルス感染症	
指定感染症	1〜3類に準じた対応の必要が生じた感染症	2020年2月1日〜2021年2月12日

感染症法では、様々な感染症を感染力や重症度などに応じて1〜5類の感染症などに分類しています。

例えばSARSやMERSは2類感染症です。

新型コロナウイルス感染症は、2020年2月1日に指定感染症に指定されました。これによって、新型コロナ感染患者（PCR検査陽性者）を入院措置（入院費は公費負担）により隔離して、その伝播を予防することが可能になりました。また、診断時の届出により感染者の全数や発生動向の把握が容易になりました。そして、濃厚接触者の把握も容易になりました。

さらに、2021年2月13日からは「新型インフルエンザ等感染症」の区分の中の「新型コロナウイルス感染症」となりました。

軽症の新型コロナ感染者には、自治体が宿泊療養や自宅療養を要請していますが、入院措置に反して逃げ出した患者には50万円の過料を科したり、正当な理由がなく積極的疫学調査を拒否したり、虚偽の回答をした場合は30万円以下の過料を科すなどの罰金が設けられました。

第 2 章

絶対にコロナに感染しない
ための行動

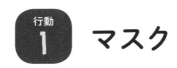

行動 1 マスク

① サージカル・マスクと布マスクの違い

サージカル・マスク（不織布）

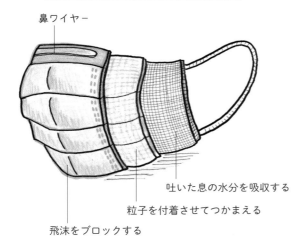

鼻ワイヤー

吐いた息の水分を吸収する

粒子を付着させてつかまえる

飛沫をブロックする

布マスク（木綿、ガーゼなど）

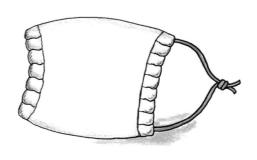

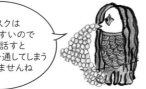

布マスクは
息がしやすいので
大声で話すと
小さな飛沫を通してしまう
かもしれませんね

感染者と接する人がマスクをすると、吸入するウイルスの量が減少します。また、感染者自身がマスクをすると、接した人のウイルス吸入量はさらに減少します。

厚生労働省「新型コロナウイルス感染症の"いま"についての10の知識／2020年10月29日」より

② サージカル・マスクとN95マスクの違い

サージカル・マスクの目的は
1．飛沫を拡散しない
2．鼻や口を飛沫から守る

N95マスクの目的は
結核菌や麻疹ウイルスなど大変
小さな病原体も吸い込まない

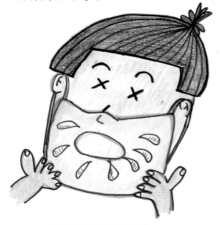

飛沫感染対策

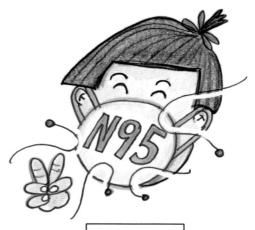

空気感染対策

　サージカル・マスクは、飛沫感染対策に用います。
一方、N95マスクは、空気感染対策に用います。
　なお、N95の「N」は「耐油性がないN」（Not resistant
to oil）を指し、「95」は「1万分の3ミリ以上の大き
さの塩の結晶を95%以上捕集できる」という意味です。

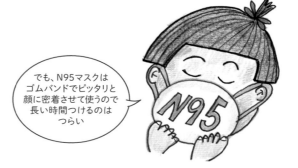

でも、N95マスクは
ゴムバンドでピッタリと
顔に密着させて使うので
長い時間つけるのは
つらい

③ マスクのつけ方、はずし方

マスクをつける時

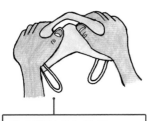

鼻の形に合わせて
金具に折り目をつけます

蛇腹を鼻から、あ
ごの下まで伸ばし
て顔面にピッタリ
と密着させて鼻
と口をしっかりと
カバーします

すき間がない
ようにして
OK！

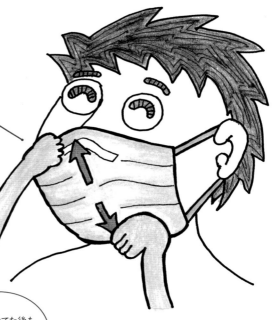

マスクをはずす時

マスクを捨てた後も、
忘れずに
手をきれいに
しましょう

マスクの表面には、ウイルスが付着しているかもしれ
ません。ゴムの輪っかの部分に手を入れて、マスクの
表面を触らないように注意しながらはずしましょう

マスクをつける時は、鼻と口をしっかりカバー
します。「あごマスク」や「鼻出しマスク」はや
めましょう。また、はずす時は、マスク表面に
つばきやウイルスが付着しているかもしれませ
んので、マスク表面を触らずに、はずします。

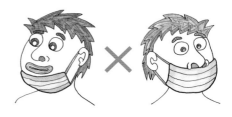

行動 2 手指衛生

イギリスの看護師テイラーさんは、1978年に「指先や親指の手洗いが不十分である」と発表しました。

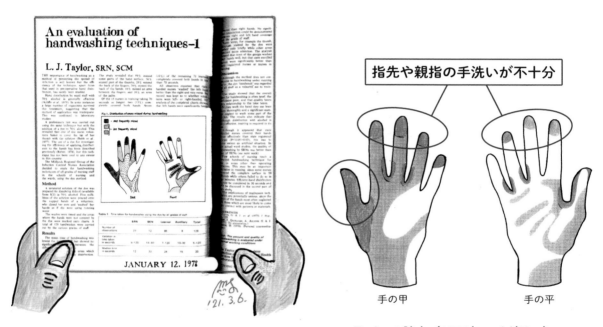

40年以上前のわずか1ページ半の論文。
しかし、現在も手指衛生の基礎となっている論文

指先や親指の手洗いが不十分

手の甲　　　　手の平

Taylorの論文（1978年、イギリス）
（Taylor LJ. Nurs Times. 1978; 74: 54-55. より）

指先・爪・親指は、自分の顔や患者・環境に、頻回に接触
するにもかかわらず、最も消毒を忘れがちになる部分です。
手についたウイルスは、鼻・目・口の粘膜を触る前には、
洗い流すか、消毒をしましょう。

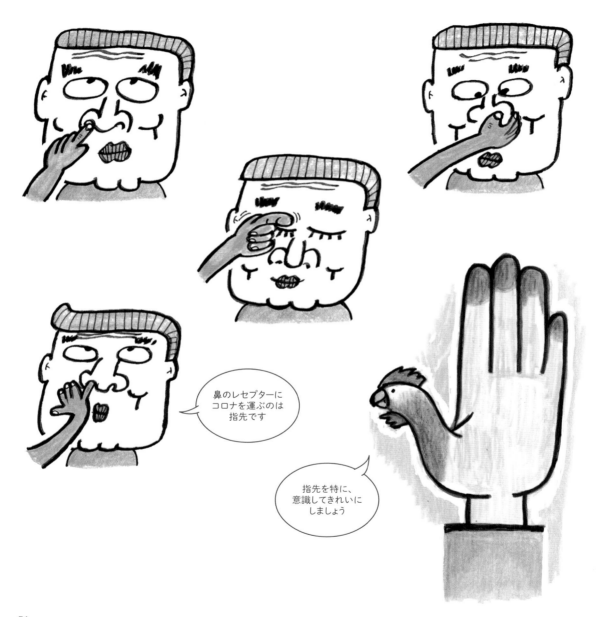

① 石けんと流水による手洗い

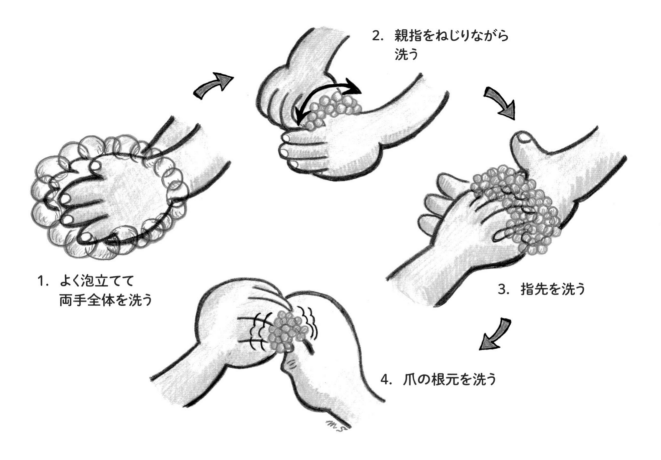

2. 親指をねじりながら
   洗う

1. よく泡立てて
   両手全体を洗う

3. 指先を洗う

4. 爪の根元を洗う

手洗いは、石けんと流水による手指衛生のことです。指先を意識して、手洗いをしましょう。手荒れを防ぐためには、①石けんをよく泡立てる、②強くゴシゴシ洗わない、③皮膚にやさしく洗う、④水気を取る時も強く拭かない、⑤たっぷりと保湿することを心がけましょう。

② 手指消毒

手指消毒の要点
1. 手指全体を消毒するために、十分な量を使用しましょう
2. 最も消毒を忘れがちになる指先、爪、親指を最初に消毒しましょう
3. しっかりと乾燥させましょう

1

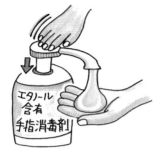

手の平に「大きな消毒液のプール」を
作ります

2

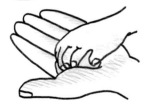

プールに指先を
つけて爪の間ま
で、しっかり消
毒します

右手の指先が終わ
れば、右の手の平に
液を移して、左手の
指先を消毒しま
す。液が足らなけ
れば、ワンプッシュ
追加します

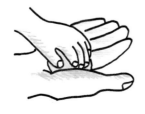

3 忘れないうちに、親指を消毒してから、指の間、
手全体を消毒します。

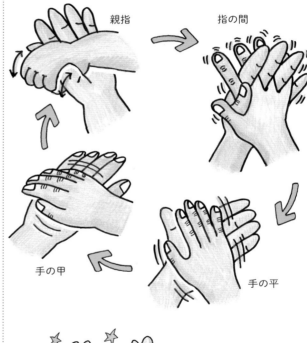

親指　　指の間

手の甲　　手の平

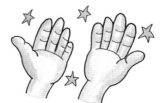

完全に乾燥するまで
しっかりと消毒しま
しょう

③ 手指衛生時のウイルスの減少程度

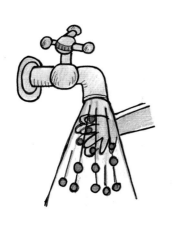

流水すすぎ
15秒
↓
100分の1に減少

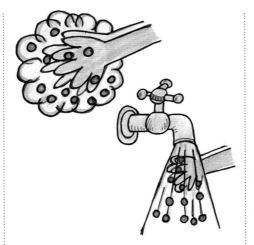

石けんもみ洗い
10秒
流水すすぎ
15秒
↓
1万分の1に減少

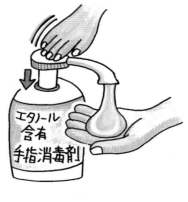

エタノール濃度
60%以上
↓
殺菌
（殺ウイルス）

森功次, 他. 感染症学雑誌. 2006; 80: 496-500. より

　　手指衛生の目的は、コロナウイルスの数を減らすことです。
　　流水15秒で、ウイルスは100分の1に減少し、石けんでの手洗い10秒・流水15秒で、1万分の1に減少します。また、エタノール濃度60%以上の消毒液では、殺菌することができます。
　　水でもアルコールでも良いので、とにかく手についているかもしれないコロナウイルスの数を減らすことが大事です。

アルコール消毒だけではダメなウイルスや細菌など

　　　新型コロナウイルスは消毒薬に弱いので、手指消毒が有効ですが、ノロウイルスやCDといった他のウイルスや細菌では、そのようにはいきません。

　　　また、目に見える汚れがついている時も、しっかり手洗いをしましょう。

　　　「必ず手を洗う」3つのタイミング（つまり、アルコールが無効の場合）は、下記のとおりです。

　　1. ノロウイルス：エンベロープに包まれていないから、アルコールは無効
　　2. CD：芽胞は厚い殻に包まれているから、アルコールは無効
　　3. 目に見える汚れ

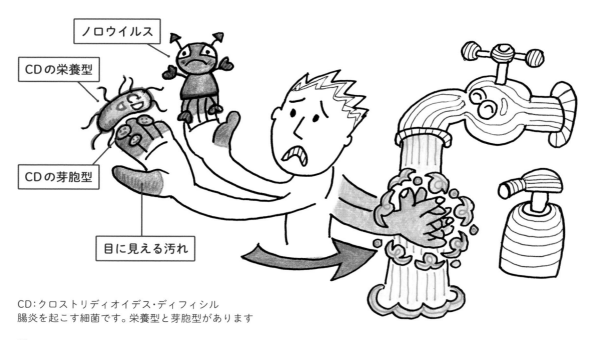

ノロウイルス

CDの栄養型

CDの芽胞型

目に見える汚れ

CD：クロストリディオイデス・ディフィシル
腸炎を起こす細菌です。栄養型と芽胞型があります

行動 3 換気

換気で、ウイルスを吹き飛ばすことは重要です。

2020年10月のあるバスツアーでは41人中19人が、新型コロナウイルスに感染しました。空気の流れに沿ったマイクロ飛沫によって感染した可能性も考えられています（国立感染症研究所. バスツアー関連新型コロナウイルス感染症. 集団感染事例、2020年10月より）。

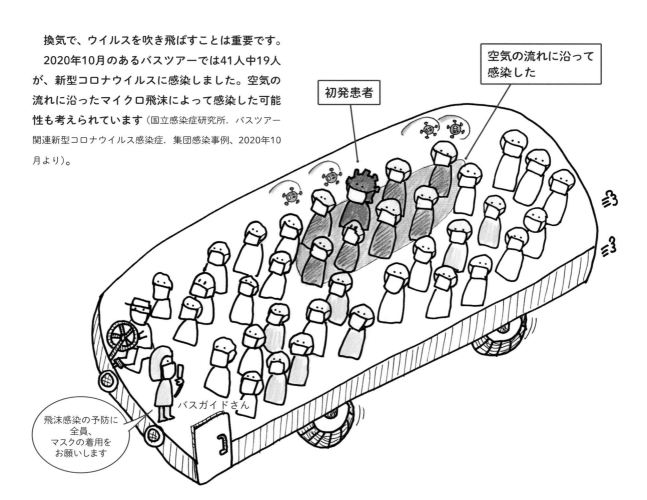

初発患者

空気の流れに沿って感染した

バスガイドさん

飛沫感染の予防に全員、マスクの着用をお願いします

環境消毒

① コンタクトポイントを消毒する

マンション・エントランスのコンタクトポイント

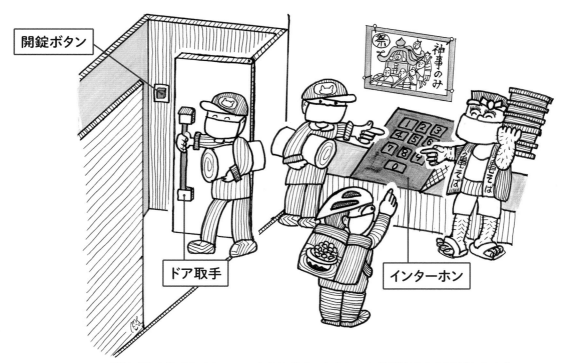

開錠ボタン

ドア取手

インターホン

接触感染を防ぐために、コンタクトポイントをしっかり消毒する必要があります。

コンタクトポイントとは、ドアノブや手すりなど、たくさんの人が頻回に触れる環境表面のことです。

家の中のコンタクトポイント

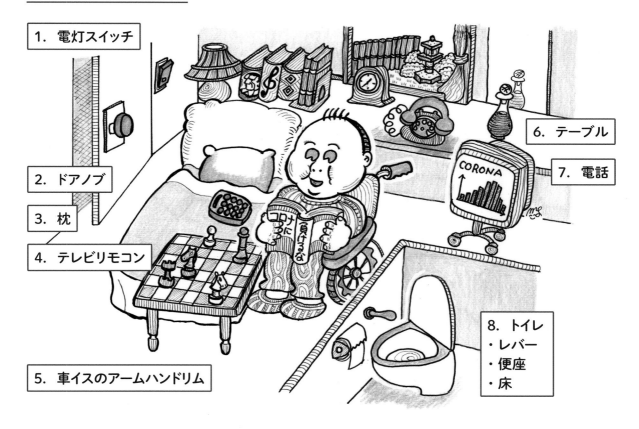

1. 電灯スイッチ
2. ドアノブ
3. 枕
4. テレビリモコン
5. 車イスのアームハンドリム
6. テーブル
7. 電話
8. トイレ
・レバー
・便座
・床

ダイヤモンド・プリンセス号における環境調査では、客室のトイレ周辺、机、電話機、TVリモコンなどから、新型コロナウイルスのRNAが多数検出されました。家の中でも、これらの物品は適切に清掃・消毒・洗濯しましょう。

国立感染症研究所. ダイヤモンドプリンセス号環境検査に関する報告（要旨）.
2020年5月3日. より

トイレ掃除

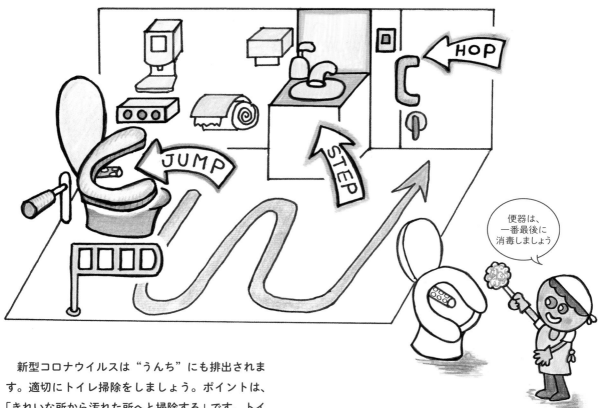

便器は、
一番最後に
消毒しましょう

　新型コロナウイルスは"うんち"にも排出されます。適切にトイレ掃除をしましょう。ポイントは、「きれいな所から汚れた所へと掃除する」です。トイレには、目には見えないバイ菌がたくさんいます。

　シャワーノズルの洗浄・消毒も、忘れずに行いましょう。

きれいな所から
汚れた所へ
HOP・STEP・JUMP

シャワーノズルは、洗浄剤で洗浄し、消毒剤で除菌しましょう。

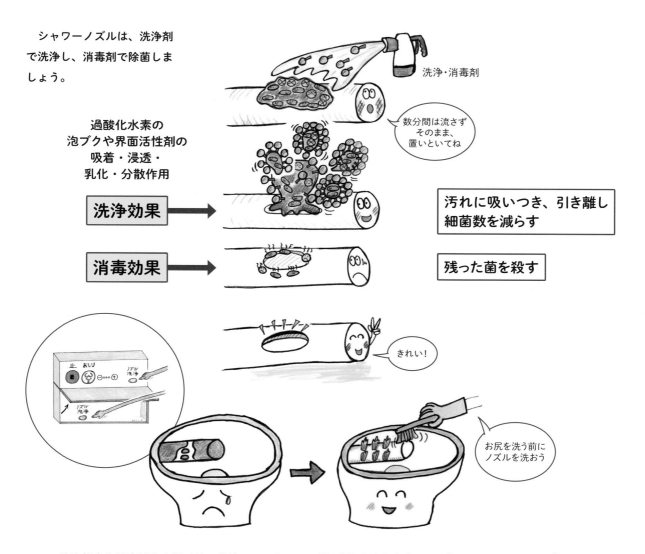

洗浄・消毒剤

数分間は流さずそのまま、置いといてね

過酸化水素の
泡ブクや界面活性剤の
吸着・浸透・
乳化・分散作用

洗浄効果 ➡ 汚れに吸いつき、引き離し細菌数を減らす

消毒効果 ➡ 残った菌を殺す

きれい！

お尻を洗う前にノズルを洗おう

　洗浄能力と消毒能力を併せ持つ薬液の一つとして、「加速化過酸化水素 ハイプロックス・アクセル®」があります。WHO・CDC・国立感染症研究所・厚生労働省から承認された消毒計画のもとに、ダイヤモンド・プリンセス号を消毒した薬剤です。効果・値段・安全性の諸点から、これを使う病院や介護施設があります。

② 掃除の極意1　消毒よりも洗浄

汚れを
落としてから…

消毒よりも拭き取ることを
意識しましょう

常に、一方通行で…

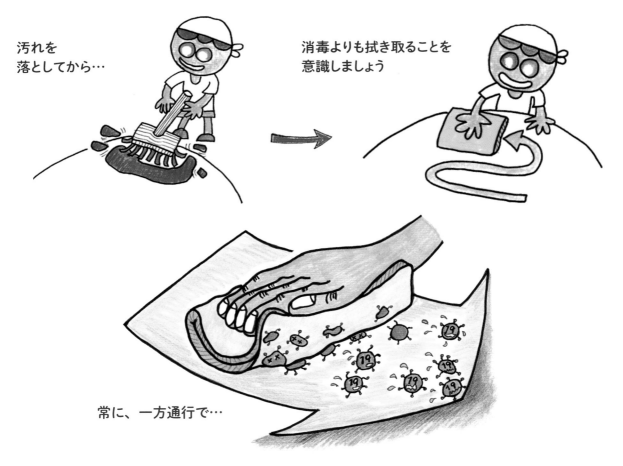

　消毒よりも洗浄。
　汚れの中に病原体がいる場合、汚れの表面を消毒しても除菌（除ウイルス）
はできません。まずは、消毒よりも汚れを拭き取ることを意識しましょう。
　拭き方の基本は「一方通行で拭く」です。

③ 掃除の極意2　順序

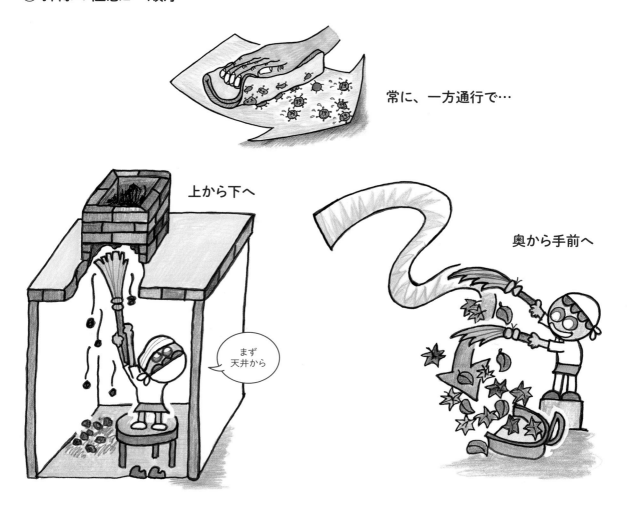

常に、一方通行で…

上から下へ

まず
天井から

奥から手前へ

掃除の３原則は①上から下へ、②奥から手前へ、③きれいな所から汚れた所へです。

④ 掃除の極意３　オフ・ロケーション方式

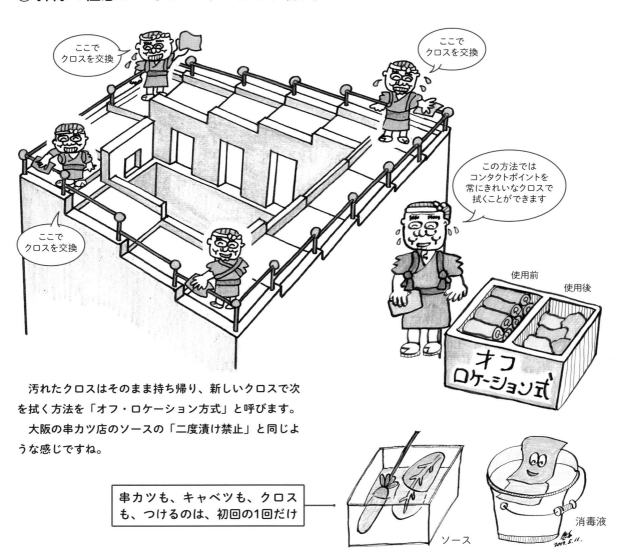

　汚れたクロスはそのまま持ち帰り、新しいクロスで次を拭く方法を「オフ・ロケーション方式」と呼びます。

　大阪の串カツ店のソースの「二度漬け禁止」と同じような感じですね。

串カツも、キャベツも、クロスも、つけるのは、初回の1回だけ

オン・ロケーション方式

オン・ロケーション方式は、クロスが汚れたら、バケツの消毒液ですすいで、
次を拭く方法です。この方法では、消毒液がどんどん汚れていきます。

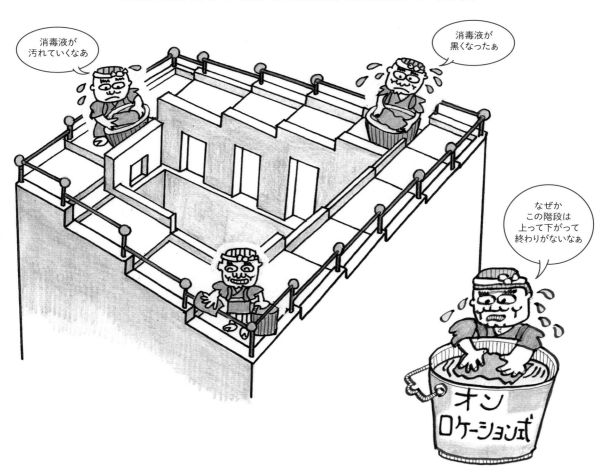

⑤ 掃除の極意4　コンタクトポイントの消毒の仕方

<u>良い例</u>

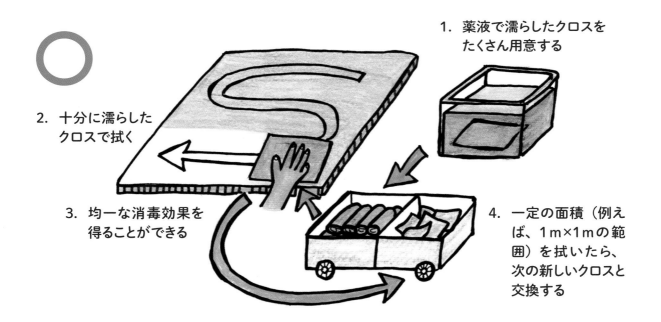

○

1. 薬液で濡らしたクロスを
   たくさん用意する

2. 十分に濡らした
   クロスで拭く

3. 均一な消毒効果を
   得ることができる

4. 一定の面積（例え
   ば、1m×1mの範
   囲）を拭いたら、
   次の新しいクロスと
   交換する

消毒効果が十分に発揮できるように、拭いた後、少なくとも1〜
2分程度は拭いた場所が湿っているような薬液量で拭きます。薬液
量の目安は、一辺40cmの厚手のクロスで、40〜80mＬです。
　クロスを4面使いすれば、より経済的に消毒できます（→P.72）。

良くない例

薬液をクロスに噴霧する　　　　　　　　対象物に直接噴霧する

薬液を吸入して体に良くない

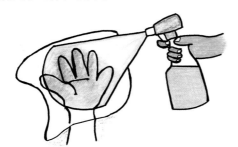
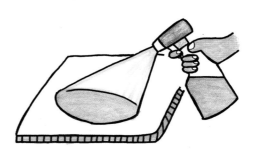

…両方とも不適切です…

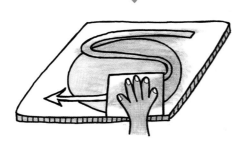
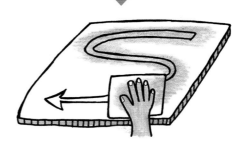

消毒効果が不均一になってしまいます

　薬液をクロスに噴霧したり、対象物に直接噴霧したりすると、消毒効果が不均一になってしまいます。また薬液によっては、吸入して体に害を及ぼす場合もあります。

　例えば、ブリーチ（次亜塩素酸ナトリウム、ハイター®など）を誤って吸入すると、肺水腫、喘息などの呼吸障害が出現したり、皮膚にかかると接触性皮膚炎を起こして湿疹が出たりします。

⑥ 掃除の極意5　クロスの４面使い

準備

一辺40cmのクロスを
使います

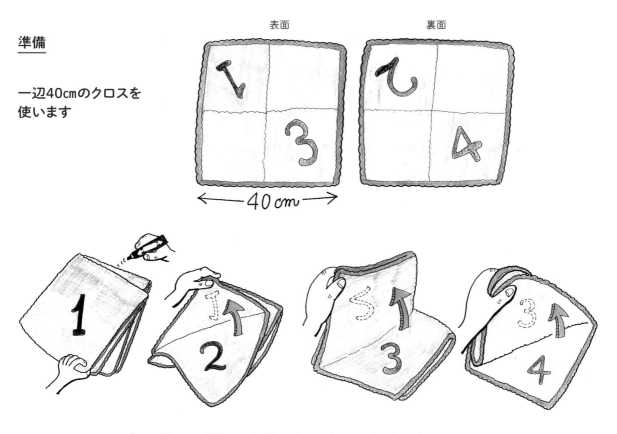

表面　　　　　　裏面

←　40cm　→

「４面使い」の準備として慣れるまで、クロスの表裏に、１・２・３・４の
数字を書いておくと良いでしょう。
　１からめくると、順番に、２・３・４となるように、クロスをたたみます。

使い方

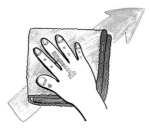

1. 1の面を上面にして拭きます

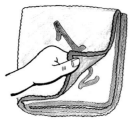

2. 1の端をめくって2の面に右手を深く入れます

3. 右手でクロスをしっかり固定して、1の面をクルリと裏返して、新しい面で拭きます

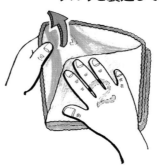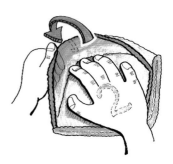

4. 同様に繰り返すと、一枚のクロスで、常に新鮮な4面で拭くことができます

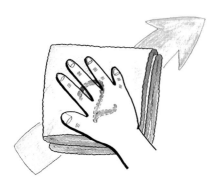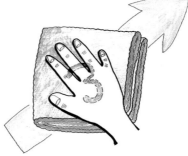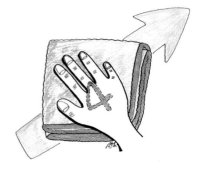

クロスを4面使いすれば、一枚のクロスで、例えば、1m×1mの範囲を4回、つまり2m×2mの範囲を消毒できます。

⑦ 掃除の極意6　クロスの選び方

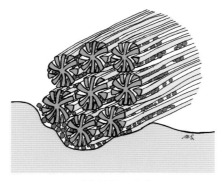

マイクロファイバー

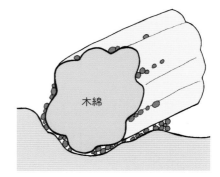

木綿は、「手ぬぐい」や「ガーゼ」の繊維

　掃除には「マイクロ・ファイバークロス」を使いましょう。

　マイクロ・ファイバーは、髪の毛の100分の1の太さの合成繊維です。木綿と比べて、断面にたくさんの溝があり、「ほこり」と「水」をよく吸着します。おまけに、すぐ乾きます。

　また、クロスは汚れの種類に応じて、色を変えて使い分けましょう。

　例えば、①便器のフタと便座の上面を含めて、コンタクトポイントは水色のクロス、②洗面台など水回りは黄色のクロス、③便座の下面と便器はピンク色のクロス……という具合です。

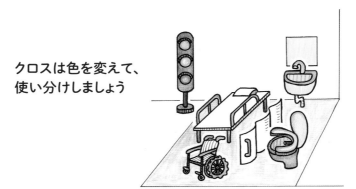

クロスは色を変えて、
使い分けしましょう

⑧ 掃除の極意7　洗剤

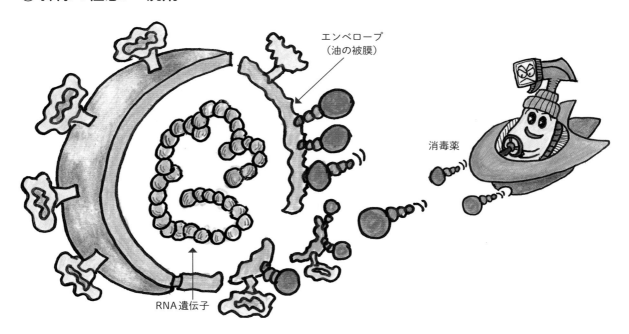

エンベロープ
（油の被膜）

消毒薬

RNA遺伝子

　新型コロナウイルスは、消毒薬に弱いので、台所やお風呂の洗剤でも除菌（除ウイルス）できます。また、アルコールやブリーチ（次亜塩素酸ナトリウム／ハイター®など）でも消毒できます。

　ただし、アルコールやブリーチでは消毒できますが、汚れは落ちません。

　ちなみに、アルコールは、インフルエンザにも有効です。

　またブリーチは、インフルエンザとノロにも有効です。

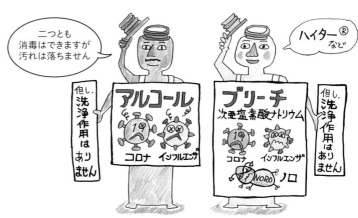

行動 5 コロナ対策の順番

① 基本的に大事な **マスクと手洗い**

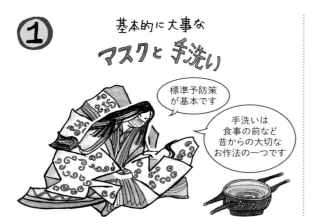

標準予防策が基本です

手洗いは食事の前など昔からの大切なお作法の一つです

② ひまつ ← マスク

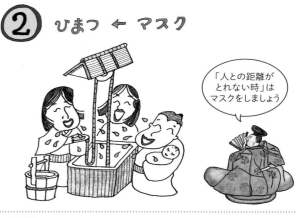

「人との距離がとれない時」はマスクをしましょう

③ マイクロひまつ ← 換気

換気の悪い空間では、大きな声で生じた小さなマイクロ飛沫が、空気中を長時間漂うため、少し離れた所に座っていても、感染する危険性があります。部屋をよく換気して、このマイクロ飛沫を吹き飛ばしましょう。

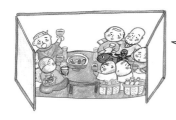

みなさん小声で、喋りましょうね

④ せっしょくかんせん ← 手洗い・環境の消毒

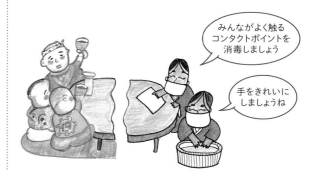

みんながよく触るコンタクトポイントを消毒しましょう

手をきれいにしましょうね

コロナ対策は、①標準予防策として、マスク・手洗いをする、②飛沫対策として、人との適切な距離を保つ。保てない時は、マスクをする、③マイクロ飛沫対策として、換気をする、④接触感染を防ぐために、コンタクトポイントを消毒するの順番で考えていきましょう。

第 3 章

病院内での感染対策

感染対策の心得

① 感染対策の三本柱

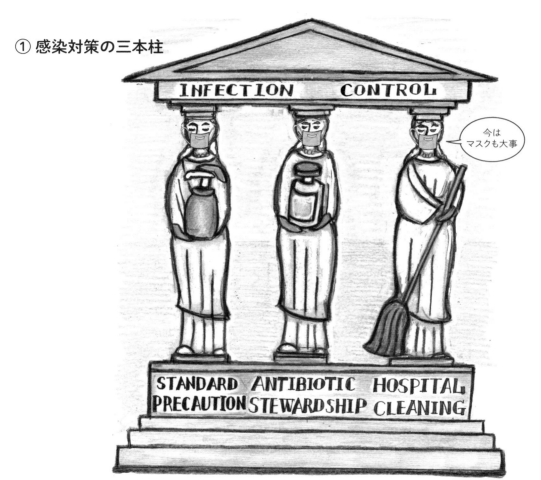

病院内の感染対策として、手指消毒（直接的伝播の防止）、抗菌薬の適正使用、病院清掃・環境整備（間接的伝播の防止）の三本柱が大切です。

② 病院で問題になる病原体

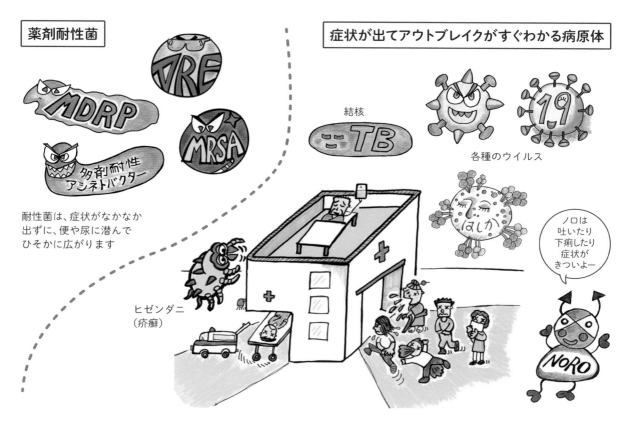

薬剤耐性菌

VRE

MDRP

MRSA

多剤耐性
アシネトバクター

耐性菌は、症状がなかなか
出ずに、便や尿に潜んで
ひそかに広がります

症状が出てアウトブレイクがすぐわかる病原体

結核
TB

19

各種のウイルス

はしか

ノロは
吐いたり
下痢したり
症状が
きついよー

ヒゼンダニ
（疥癬）

NORO

病院で問題になる病原体は、新型コロナウイルスだけではありません。

様々な細菌やウイルスなどに気をつけなければなりません。

例えば、ノロウイルスは激しい嘔吐や下痢、疥癬（ヒゼンダニ）は猛烈なかゆみを生じ
るなど、特徴的な症状が出てアウトブレイク（集団感染）がすぐわかる病原体があります。

一方、薬剤耐性菌は血中に入れば発熱してわかりますが、便や尿にいるだけでは症状が
なかなか出ずに、ひそかに静かに広がります。

対策2 標準予防策の一番目 手指消毒

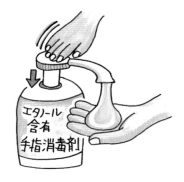

1. アルコール製剤による手指消毒の方が、除菌効果が高い
2. 水道設備が不要で、場所を選ばず手指衛生できる
3. 手洗い40秒、手指消毒20秒
4. 手荒れ予防に、保湿剤が入っている

…以上のような理由から、病院での手指衛生の第一選択は、手指消毒です

「患者ゾーン」に入る前、出る前には、必ず手指消毒をする

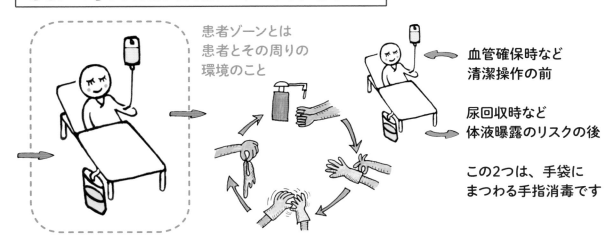

患者ゾーンとは患者とその周りの環境のこと

血管確保時など清潔操作の前

尿回収時など体液曝露のリスクの後

この2つは、手袋にまつわる手指消毒です

　病院での手指衛生の第一選択は、手指消毒です。直接的伝播の防止として、手指消毒を行いましょう。
　WHOでは「手指衛生　5つの瞬間」として、①患者に触れる前、②清潔操作の前、③体液曝露リスクの後、④患者に触れた後、⑤患者周囲の環境に触れた後に、手指消毒を行うことを推奨しています。

対策3 標準予防策の二番目 個人防護具（PPE）

① PPE

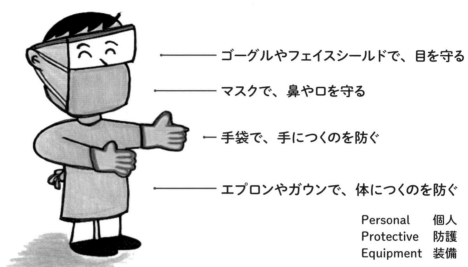

── ゴーグルやフェイスシールドで、目を守る

── マスクで、鼻や口を守る

← 手袋で、手につくのを防ぐ

── エプロンやガウンで、体につくのを防ぐ

Personal　個人
Protective　防護
Equipment　装備

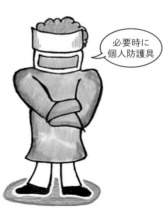

必要時に
個人防護具

PPE とは、「Personal Protective Equipment」の略です。
　血液や体液などが目に入りそうな時はゴーグルやフェイスシールドを使用し、口や鼻に入りそうな時はマスク、手につきそうな時は手袋、体に飛び散りそうな時はエプロンやガウンを使用します。
　個人防護具（PPE）は、状況に応じて使い分けます。

② 場面別のPPEの使い分け

エプロンとガウンの基本的な使い分け

口腔内・気管内吸引、排泄物の処理時など汚染を受ける範囲が狭いと思われる場合は、着脱が簡単なエプロンを使います

例えば、救急外来で吐血患者のケアなど広範囲に血液や体液が飛んでくると予想される状況や、ノロウイルスや疥癬患者などで接触感染対策中の場合などは、ガウンで胸部、腹部を広く防護します

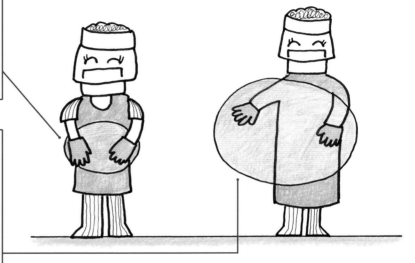

病院では、私服からユニフォームに着替えます。
そして、必要な場面ではエプロンやガウンを着用します。「エプロンは汚染を受ける範囲が狭いと思われる場合」に、「ガウンは広範囲に血液や体液が飛んでくると予想される状況や接触感染対策中」に、着用します。

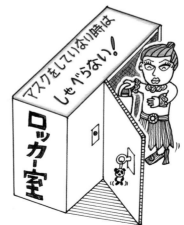

仕事の前には
私服からユニフォームに
着替えます

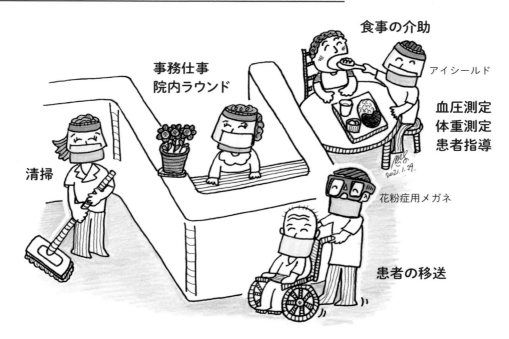

新型コロナ時代の基本の対策としては、飛沫感染対策として、マスクと目の防御が大切です。目の防御には、アイシールドや花粉症用メガネも使用できます。

いかなる場面でも
N95マスクは
患者には用いません

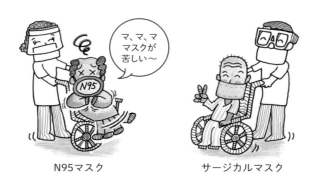

場面1　採血・血管確保の時

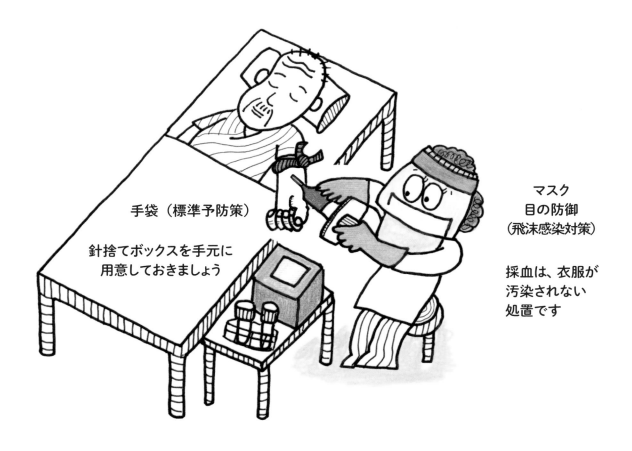

手袋（標準予防策）

針捨てボックスを手元に
用意しておきましょう

マスク
目の防御
（飛沫感染対策）

採血は、衣服が
汚染されない
処置です

採血や血管確保の時は、飛沫感染対策に加えて手袋をしましょう。

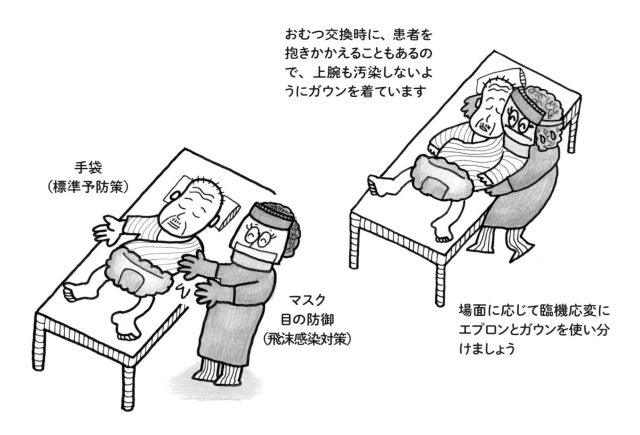

おむつ交換時に、患者を
抱きかえることもあるの
で、上腕も汚染しないよ
うにガウンを着ています

手袋
（標準予防策）

マスク
目の防御
（飛沫感染対策）

場面に応じて臨機応変に
エプロンとガウンを使い分
けましょう

血液や体液などで汚染される可能性がある場合は、84ページの
対策に加えて、エプロンやガウンを着用します。

場面3　新型コロナ感染(疑)者をケアする時

新型コロナ感染（疑）者をケアする場合は、全身を防護します。キャップ（帽子）、ゴーグル、N95マスク、ガウン、手袋を用います。

また、エアロゾルが発生する可能性のある時はフェイスシールドも着用して顔面をしっかりとカバーします。

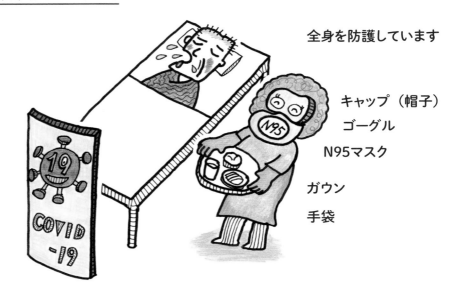

全身を防護しています

キャップ（帽子）
ゴーグル
N95マスク

ガウン

手袋

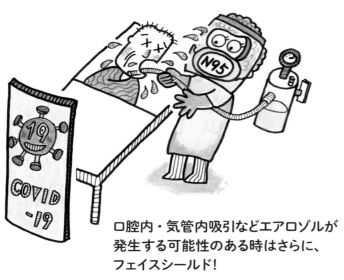

口腔内・気管内吸引などエアロゾルが発生する可能性のある時はさらに、フェイスシールド!

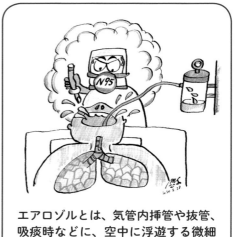

エアロゾルとは、気管内挿管や抜管、吸痰時などに、空中に浮遊する微細な粒子（ミスト）のこと

③ 脱ぎ方

手袋・エプロン・ガウンは、「脱ぐ時が大事」です。手袋・エプロン・ガウンの「表面は汚れている」と常に意識して安全に脱ぎましょう。

PPEの脱ぐ順番

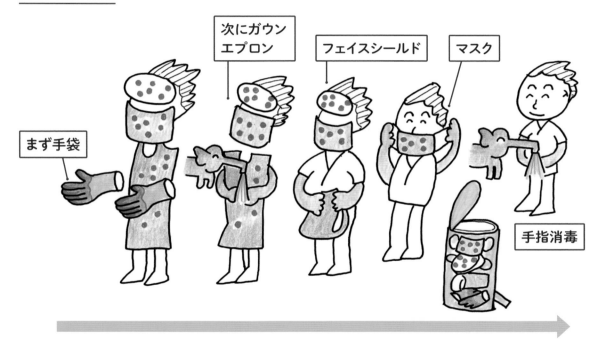

PPEは、汚れている順番に脱ぎましょう。
①手袋、②ガウン・エプロン、③フェイスシールド、④マスクと脱ぎます。
手袋を脱いだ後と最後には、忘れずに手指消毒をしましょう。

手袋の脱ぎ方

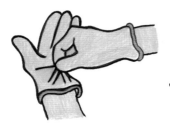 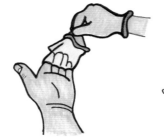 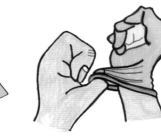

1. 左手親指の付け根あたりをつまんで、脱ぎます

2. 脱いだ左手の手袋は右手に、握りこみます

3. 左手親指を「グーの形」にして、右の手袋の端に入れます

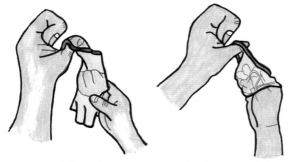

4. 右の手袋を裏返すようにしながら脱ぎます

　手袋の表面に触れないように注意しながら脱ぎましょう。手を「グーの形」にすれば、手の不自由な人も簡単に脱ぐことができます。また、手袋には目に見えないピンホールがあいているかもしれませんし、手袋を脱ぐ時に手を汚染しているかもしれないので、最後に必ず、手をきれいにしましょう。
　なお、手袋のつけっぱなしは危険です。
　「一処置、一手袋」と覚えておきましょう。

手袋のつけっぱなしは危険

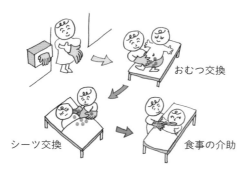

おむつ交換

シーツ交換　　食事の介助

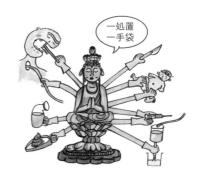

一処置
一手袋

エプロンの脱ぎ方

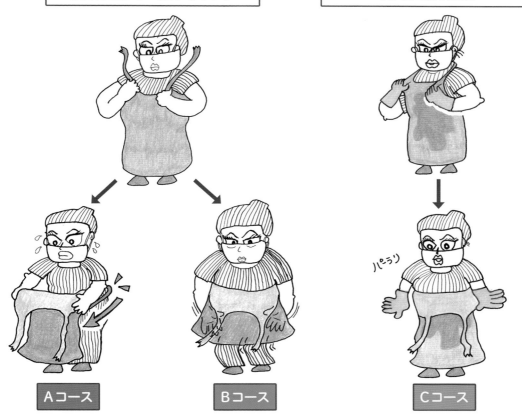

手袋を脱いでからエプロンを
脱ぐ方法には2通りあります

手袋とエプロンを
同時に脱ぐ方法

Aコース

Bコース

Cコース

エプロンの脱ぎ方は、3通りあります。

まずは、手袋を脱いでからエプロンを脱ぐ方法（A・Bコース）を説明します。

また、手袋とエプロンを同時に脱ぐ方法（Cコース）は、92ページで説明します。

さらに、手袋とガウンを同時に脱ぐ方法も、94ページで紹介します。

A・Bコース：手袋を脱いでからエプロンを脱ぐ方法

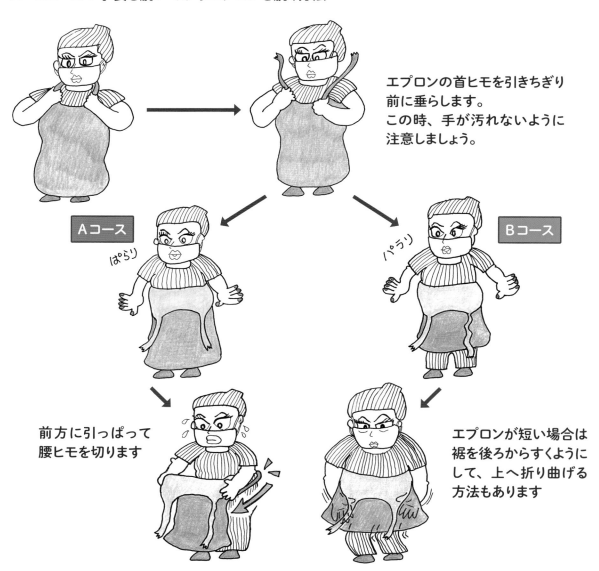

エプロンの首ヒモを引きちぎり
前に垂らします。
この時、手が汚れないように
注意しましょう。

Aコース

ぱらり

Bコース

パラリ

前方に引っぱって
腰ヒモを切ります

エプロンが短い場合は
裾を後ろからすくように
して、上へ折り曲げる
方法もあります

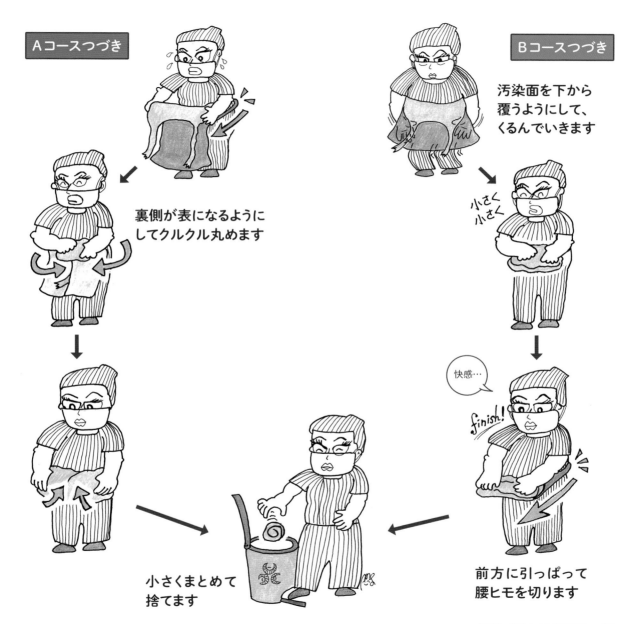

汚染面を下から
覆うようにして、
くるんでいきます

裏側が表になるように
してクルクル丸めます

小さく
小さく

快感…

finish!

小さくまとめて
捨てます

前方に引っぱって
腰ヒモを切ります

手袋とエプロンを同時に脱ぐ方法

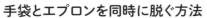

Cコース

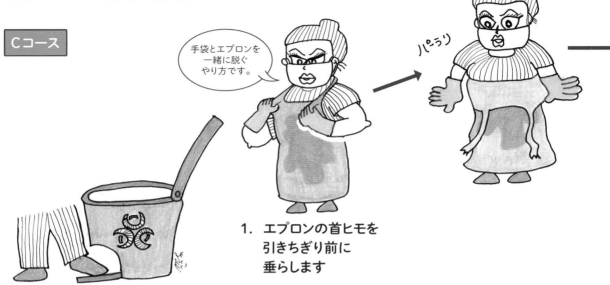

手袋とエプロンを一緒に脱ぐやり方です。

パラリ

1. エプロンの首ヒモを引きちぎり前に垂らします

8. 最後は、感染性廃棄物用のゴミ箱へ、捨てます

7. 右手袋を裏返して全体を包みこみます

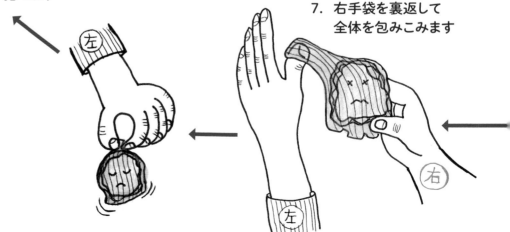

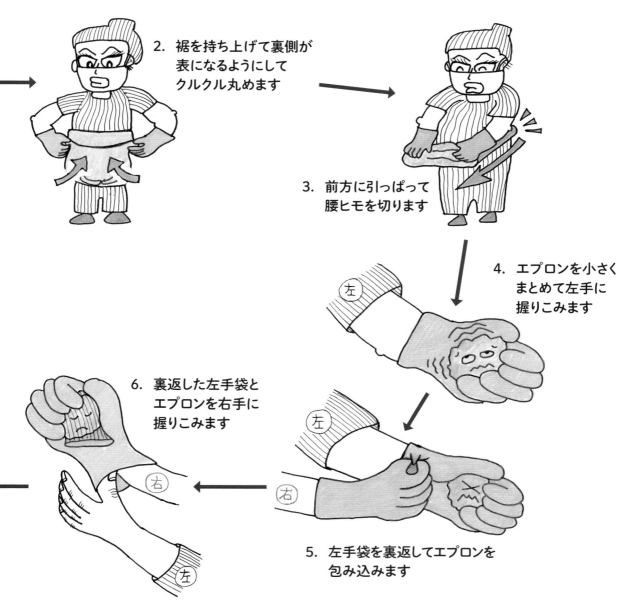

2. 裾を持ち上げて裏側が表になるようにしてクルクル丸めます

3. 前方に引っぱって腰ヒモを切ります

4. エプロンを小さくまとめて左手に握りこみます

5. 左手袋を裏返してエプロンを包み込みます

6. 裏返した左手袋とエプロンを右手に握りこみます

手袋とガウンを同時に脱ぐ方法

手袋とガウンを同時に脱ぐ方法はこちらです。

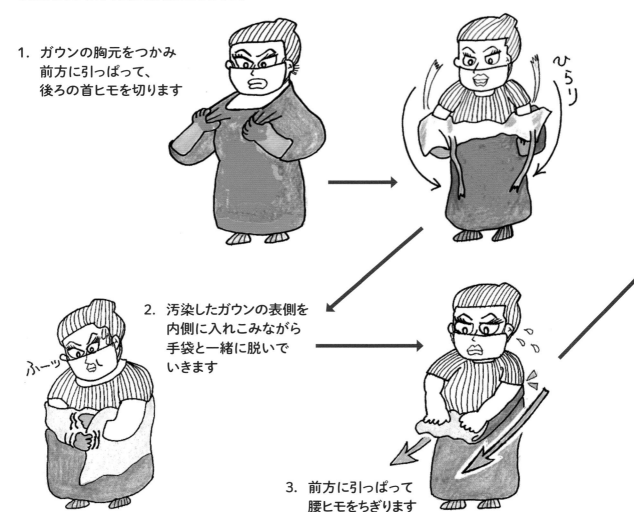

1. ガウンの胸元をつかみ
   前方に引っぱって、
   後ろの首ヒモを切ります

2. 汚染したガウンの表側を
   内側に入れこみながら
   手袋と一緒に脱いで
   いきます

3. 前方に引っぱって
   腰ヒモをちぎります

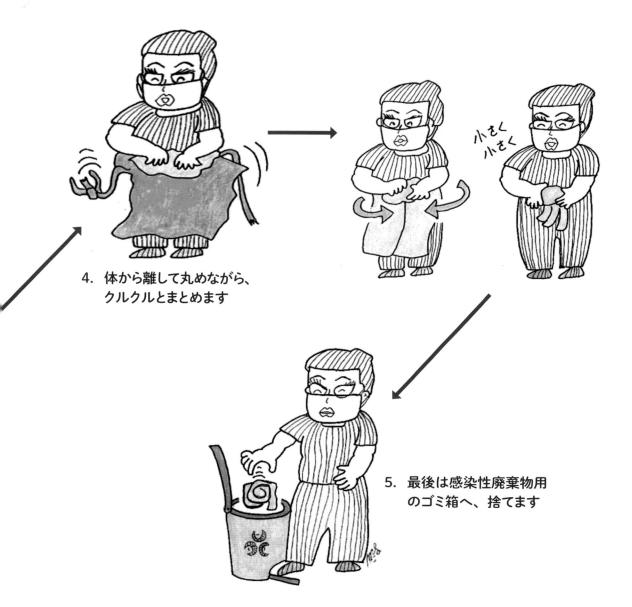

4. 体から離して丸めながら、
   クルクルとまとめます

小さく
小さく

5. 最後は感染性廃棄物用
   のゴミ箱へ、捨てます

④ N95マスクのつけ方、はずし方

つけ方

N95マスクは、まず、自分の顔にピッタリと合うか（フィットするか）どうかをテストして選びます。

フィットテストには、①フードとサッカリンを用いて漏れを調べる方法と②専用の機器で漏れを測る方法がありますが、日本製のN95マスクは多くの人の顔にフィットします。

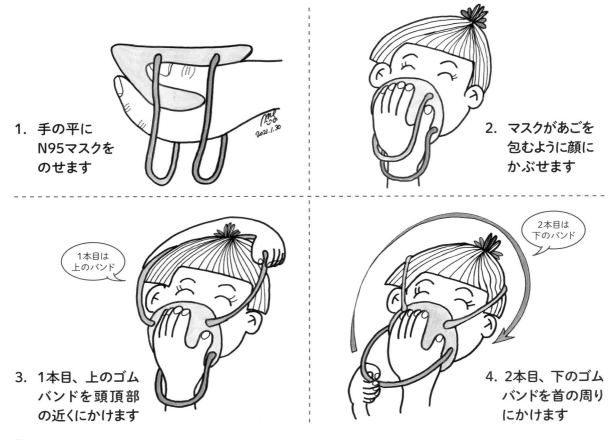

1. 手の平にN95マスクをのせます

2. マスクがあごを包むように顔にかぶせます

1本目は上のバンド

3. 1本目、上のゴムバンドを頭頂部の近くにかけます

2本目は下のバンド

4. 2本目、下のゴムバンドを首の周りにかけます

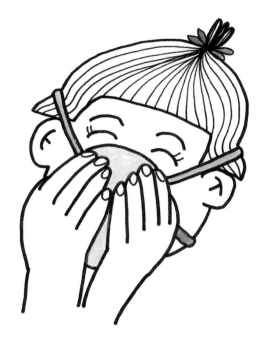

5. マスクを顔に密着させます。
   マスクを両手で覆って、陽圧法と
   陰圧法の2つのシールチェックで空
   気の漏れのないことを確認します

> 毎回、使用前に
> シールチェックをすることが
> 一番大切です

シールチェックとは？

N95マスクを使う前には、毎回、陽圧法と陰圧法でマスクに漏れがないことを確認します。
① 陽圧法
   まず、マスクを両手で覆って、息を吐いてマスク内を陽圧にします。
   マスクの周囲から息が漏れなければOKです。
② 陰圧法
   次に、息を吸ってマスク内を陰圧にします。マスクが顔に吸いつけばOKです。
   マスクから空気の漏れがある場合は、鼻の金具やゴムバンドで調整します。

はずし方

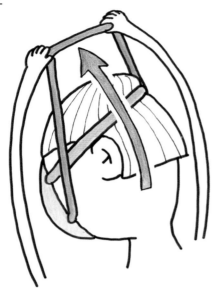

1. 両手で、下側のゴム
   バンドをはずします

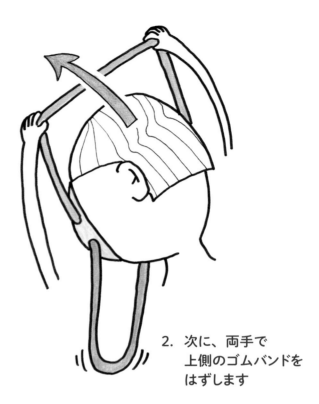

2. 次に、両手で
   上側のゴムバンドを
   はずします

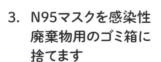

3. N95マスクを感染性
   廃棄物用のゴミ箱に
   捨てます

N95マスクのフィルターに捕集されたウイ
ルスは、もはや空気中に飛散することはあり
ません。

マスクは紙袋などで衛生的に保管しますが、
変形したり、汚染したりしたら廃棄します。

対策 4 病院清掃、環境整備

① 病原体を知る

耐性菌

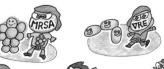

耐性となった
「抗菌薬」に由来した
名前のグループ

「抗菌薬を
加水分解する酵素」に
由来した名前のグループ

耐性菌の名前	何に耐性か	菌の種類	乾燥表面での生存期間
MRSA メチシリン耐性黄色ブドウ球菌	メチシリンをはじめとする β-ラクタム系すべての抗菌薬	黄色ブドウ球菌	7日～7か月
VRE バンコマイシン耐性腸球菌	バンコマイシンを含む 多くの抗菌薬	腸球菌	5日～4か月
ESBL 産生菌	セファロスポリン系を分解する ESBL を産生する	腸内細菌科細菌 大腸菌 クレブシェラなど	大腸菌 1.5時間～16か月 クレブシェラ 2時間～30か月
CRE カルバペネム耐性腸内細菌科細菌	カルバペネム系を分解する カルバペネマーゼを産生する （β-ラクタム系すべて耐性）		
MBL 産生菌 メタロβラクタマーゼ産生菌		緑膿菌	6時間～16か月
MDRP 多剤耐性緑膿菌	3系統の抗菌薬 ・カルバペネム系 ・アミノグリコシド系 ・フルオロキノロン系		
MDRA 多剤耐性アシネトバクター		アシネトバクター	3日～5か月

　病院で問題となる病原体は、新型コロナウイルスだけではありません。

　ブドウ球菌・腸球菌・緑膿菌・大腸菌やクレブシェラ、アシネトバクターなどに加えて、それぞれの細菌が薬剤に耐性となった耐性菌がたくさんあります。

　なお、耐性菌は、MRSA などのように、耐性となった「抗菌薬」の名前、あるいは ESBL などのように「抗菌薬を加水分解する酵素」の名前のどちらかに由来して、名前がつけられています。

耐性菌以外

耐性菌以外のアウトブレイクを起こしやすい菌やウイルス		乾燥表面での 生存期間
CD （クロストリディオイデ ス・ディフィシル）	抗菌薬投与により、腸管内の常在菌が減少すると、CDが日和見的に増殖してCD関連下痢症（CD腸炎）を引き起こします。乾燥、高温など生育に不利な環境になると芽胞を作って生き延びます。なお、CDは耐性菌ではありません。	5か月
ノロウイルス	胃腸炎（食中毒）を起こすウイルス。主に冬に流行	2週間
ロタウイルス	胃腸炎（乳幼児が重症化）を起こすウイルス。主に春に流行	1〜10日
アデノウイルス	流行性角結膜炎、胃腸炎、プール熱などを起こすウイルス	7日〜3か月
インフルエンザウイルス	12月から翌年4月頃にかけて流行	2〜8時間

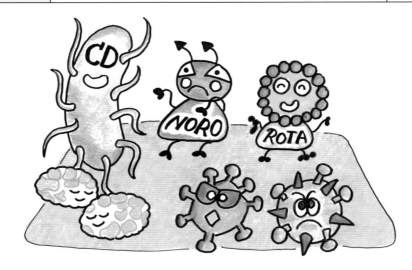

耐性菌以外でアウトブレイクを起こしやすい菌やウイルスは、ノロウイルス・ロタウイルス・CD・インフルエンザウイルス・アデノウイルスなどです。

ワクチンがある6つのウイルス性疾患(〜2020年)

ワクチンのある6つのウイルス性疾患		
血液由来感染症	伝染性ウイルス性疾患	季節性インフルエンザ
B型肝炎ウイルス (Hepatitis B virus)	おたふくかぜ (流行性耳下腺炎、 ムンプス)	毎年、流行する型が異なる。 毎年、接種が必要
0、1、6か月目の3回接種	ムンプス以外は、子供の頃に定期接種している。大人になって抗体価が低ければ、追加接種が必要	接種後2週間で抗体価が上がり、5か月間、抗体価が持続する

　麻疹(はしか)、風疹、水痘(水ぼうそう)、おたふくかぜ(流行性耳下腺炎、ムンプス)やB型肝炎ウイルス、インフルエンザの6つのウイルス性疾患のワクチン接種は、個人の感染予防だけではなく、院内感染の予防対策としても重要です。

　2021年からは、新型コロナウイルスのワクチンも加わって、医療関係者の予防接種(任意接種)として、ワクチンのあるウイルス性疾患は7つとなりました。

② 病原体と消毒薬との関係

消毒薬が効きにくい病原体は?

病原体の王国では、消毒薬が最も効きにくいCDの芽胞が王様

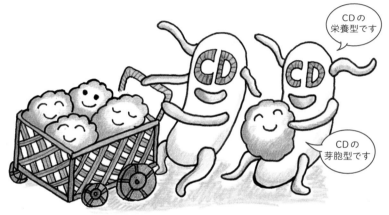

CDの
栄養型です

CDの
芽胞型です

周りの環境が悪くなるとCDの
栄養型は厚い殻で守られた芽胞
に変化します
芽胞になるとアルコールや
クォート（第4級アンモニウム塩）
では消毒できません

芽胞の次に、消毒薬の効きにくい
のがエンベロープに包まれていな
いノロウイルスです

CDやノロの消毒には
ブリーチが有効です

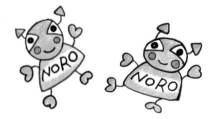

　消毒薬が効きにくい病原体はCDやノロウイルスです。CDの栄養型は、環境が
悪くなると厚い殻で守られた芽胞に変化しますので消毒薬が一番効きにくいです。
　ノロウイルスは、エンベロープに包まれていないため、CDの次に消毒薬が効き
にくいです。そのため、CDやノロウイルスの消毒には、漂白剤としても使用され
る殺菌力の強いブリーチ（次亜塩素酸ナトリウム／ハイター®など）を用います。

それぞれの病原体に有効な消毒薬とは?

病原体		消毒薬	市販ワイプ（例）
CD	芽胞は厚い殻を持つ	ブリーチ（次亜塩素酸ナトリウム）※ブリーチは吸入すると有害なので噴霧しない	クリネル®スポリサイダル 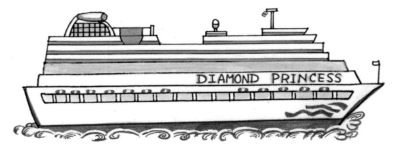
ノロウイルス	エンベロープ（脂質）で包まれていない		クリネル®ユニバーサル
真菌（カビ、酵母）		●アルコール ●サーファクタント（界面活性剤） ●クォート（第4級アンモニウム塩／界面活性剤の一種）	
細菌			
インフルエンザウイルス新型コロナウイルス	エンベロープ（脂質）で包まれている		

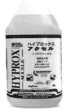

ダイヤモンド・プリンセス号を消毒した薬液は「加速化過酸化水素（ハイプロックス・アクセル®）」です（→P.65）。

③ 環境表面の消毒

病室のコンタクトポイント

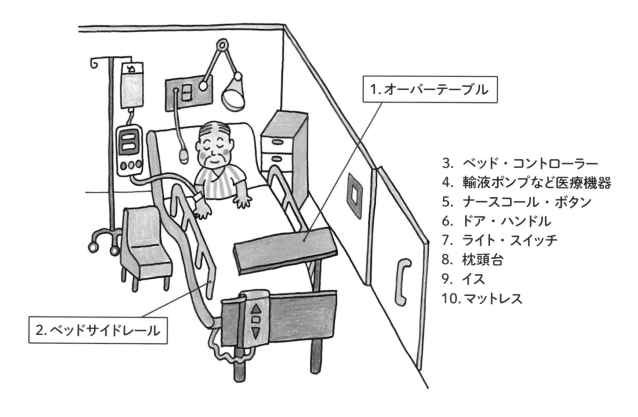

1. オーバーテーブル
2. ベッドサイドレール
3. ベッド・コントローラー
4. 輸液ポンプなど医療機器
5. ナースコール・ボタン
6. ドア・ハンドル
7. ライト・スイッチ
8. 枕頭台
9. イス
10. マットレス

　　病室のコンタクトポイントは10か所あります。①オーバーテーブル、②ベッドサイドレール、③ベッド・コントローラー、④輸液ポンプなど医療機器、⑤ナースコール・ボタン、⑥ドア・ハンドル、⑦ライト・スイッチ、⑧枕頭台、⑨イス、⑩マットレスです。
　　細菌やウイルスがまん延しないように、コンタクトポイントを適切に消毒しましょう。

テーブルの拭き方

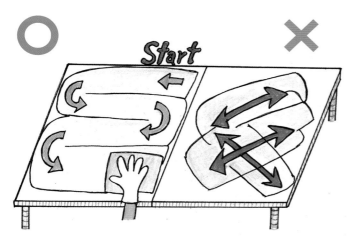

○

Start

×

奥から手前に一方通行
でS字で拭く

往復ワイパー式はダメ！
汚れを右往左往するだけ

テーブルは
側面も裏面も
汚れている

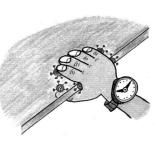

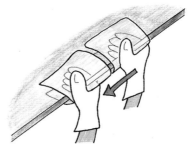

消毒の最後に…
親指を上にして奥から手前に拭く

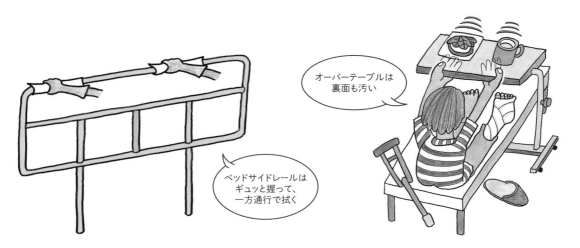

ベッドサイドレールは
ギュッと握って、
一方通行で拭く

オーバーテーブルは
裏面も汚い

肩より上に手をもっていかない

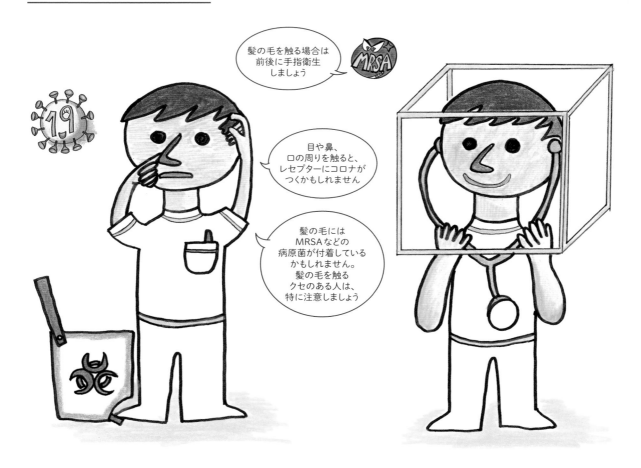

　髪の毛を触った指や手指衛生をしていない指で目や鼻、口の周りを触ると、病原体に感染する危険性があります。また、患者や患者の周りの環境に病原体をつけてしまう危険性もあります。仕事中や病院実習中は、肩より上に手をもっていかないように気をつけましょう。

休憩室での過ごし方

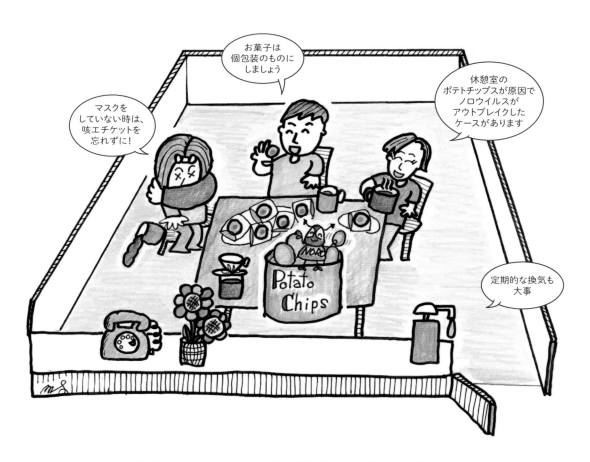

仕事中は、大忙しです。休憩室や職員食堂で、ほっと一息つく時に、
ついつい感染予防を忘れてしまうかもしれません。

病院と一般的なビルとの掃除の違い

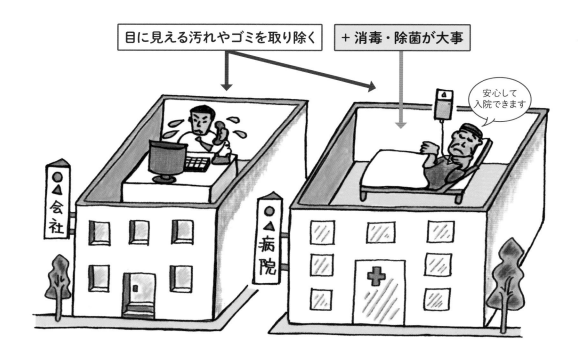

　一般的なビルの中では健康で元気な人が働いているので、目に見える汚れやゴミを取り除くことで、掃除の目的は達成されます。

　しかし、病院には免疫力の低下した患者が入院しているので、目に見える汚れやゴミを取り除くことはもちろんのこと、消毒や除菌を適切に行わなければ、患者は、周りの環境から感染してしまう危険性があります。

アドバンスト

手術室の感染対策

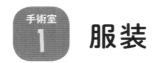

服装

手術チームは全身清潔を保つため、「手術チームのスタイル」に。一方、手術チーム
以外の人も手術室に入る場合は、「手術室内での一般的なスタイル」に着替えます。

ガウンの清潔エリア（黄色）は
胸部前面（肩下〜機械台の高さ）
と肘から約5cm上まで、です

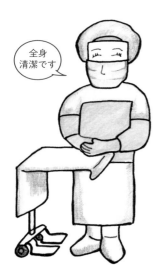

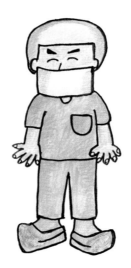

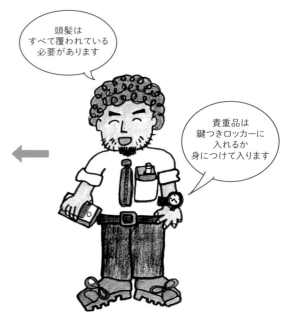

手術チームの
スタイル

手術室内での
一般的なスタイル

手術室は、一足制の場合と
靴をはきかえる二足制の場合が
あります

2 ルール

① マスクを正しくつける

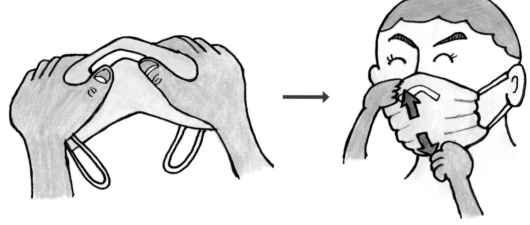

鼻の形に合わせて金具に折り目をつけます

蛇腹を鼻からあごの下まで伸ばして鼻と口を
しっかりとカバーします

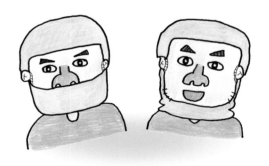

鼻出しマスクやあご出しマスクは、やめましょう。

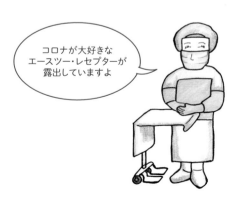

コロナが大好きな
エースツー・レセプターが
露出していますよ

② 体調不良時は手術室に入らない

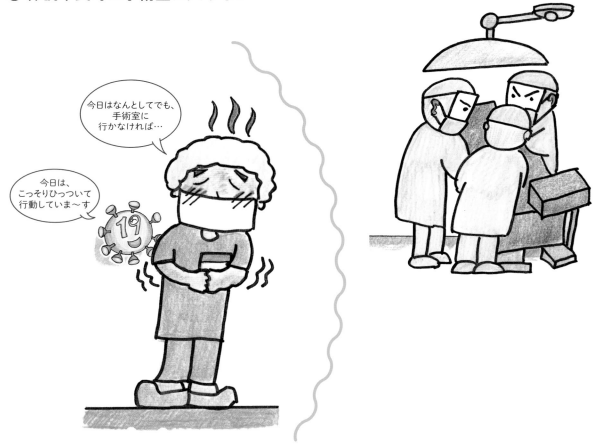

体調が悪い時は、無理をしないことが一番大切です。

清潔・不潔の概念

① 手術室全体

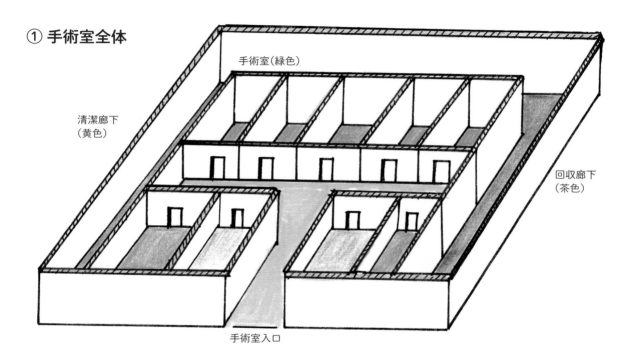

手術室（緑色）

清潔廊下
（黄色）

回収廊下
（茶色）

手術室入口

手術室は「清潔の度合い」によって、3つに分類されます。

①緑色の手術室内は、清潔エリアです。

手術室の周りには、「清潔廊下」と「回収廊下」の2種類の廊下があります。

②黄色の清潔廊下は、患者やスタッフ、使用前の手術器具などが行き来する準清潔エリアです。

③茶色の回収廊下は、使用した手術器具や感染性廃棄物（血液や体液がついた手袋やガウン、シーツなど）などを回収するための廊下で、不潔エリアです。

清潔エリア（手術室）から不潔エリア（回収廊下）に出た場合には、逆戻りしないのが原則です。

② 手術室内

（例）開腹・消化器外科手術

**水色の手術チームは
清潔です**

**黄色の外回り看護師や
電気メスの本体などは
非清潔です**

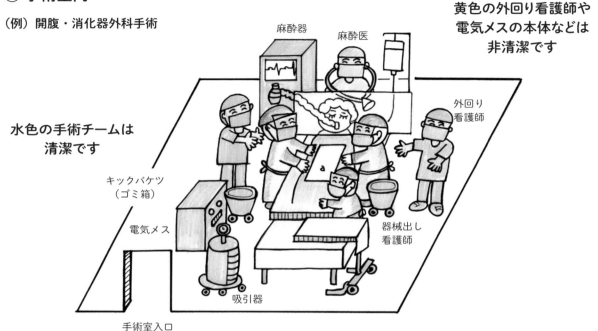

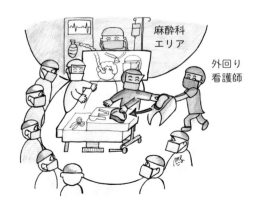

外科医（執刀医・手術助手）や器械出し看護師による手術チームのメンバーは、全身清潔（水色）です。

一方、外回り看護師や麻酔医は、手術野の清潔操作には直接関係しないので非清潔（黄色）です。電気メスの本体なども非清潔です。

実習生や見学者は、必要以上に、清潔エリアに近づかないことが大切です。

病院に出入りする業者を
感染管理するための情報管理システム

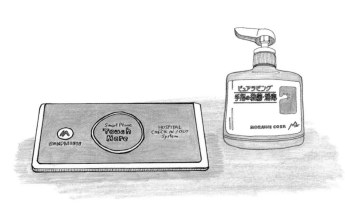

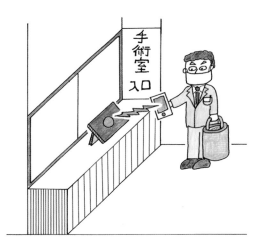

手指消毒剤や業者を管理するセンサーは
病院や手術室入口の必需品です

　病院には患者や家族以外にも、薬品や物品の納入、営業でたくさんの業者が出入りします。新型コロナが国内に広がっている現在は、今まで以上に病院入口や手術室入口での体温チェックや手指消毒などの感染対策が重要です。

　そこで一部の病院では、院内に入ってきた業者の動きを管理するために、情報管理システムを導入する所も増えてきました。

　例えば、「モニタロウ」（HCMJ社、https://hcmj.co.jp/）といったシステムでは、業者各人の持つスマートフォンと院内の要所要所に設置したセンサーを用いて、病院に出入りする業者の体温や入退館時間、院内行動などを管理室のパソコンで詳細に把握できます。センサー（チェックイン機）を手術室の受付にポンと置いておくだけで、センサーには短距離無線通信機能がついているので、パソコンとの接続や配線は不要です。

付録 新型コロナとインフルエンザ、ノロの感染症の違い

	新型コロナ感染症（COVID-19）
原因	新型コロナウイルス
ウイルスの生存期間	3日間程度
感染経路	飛沫感染、接触感染、マイクロ飛沫感染
ウイルスの増殖場所	上気道と下気道で増える
潜伏期間	約5日間（1〜14日）
感染可能期間	発症の2日前から発症後7〜10日間程度 他の人に感染させているのは2割以下で、多くの人は他の人に感染させていない
症状	初期症状はインフルエンザや感冒に似ている 発熱、咳、倦怠感、呼吸苦。その他、下痢（10％）、味覚障害（17％）、嗅覚障害（15％）
ワクチン	2021年2月から接種開始
消毒薬	アルコールなど（消毒薬に弱い）
就業制限期間	①感染者：「発症日から10日間経過し、かつ、症状軽快後72時間経過するまで」は仕事をしない ②濃厚接触者：2週間自宅待機する

	インフルエンザ感染症	ノロ感染症
原因	インフルエンザウイルス	ノロウイルス
ウイルスの生存期間	2〜8時間程度	乾燥状態で2か月
感染経路	飛沫感染　接触感染	接触感染（経口感染） 吐物による飛沫感染やチリやほこりに乗って空中を漂う塵埃感染も起こる
ウイルスの増殖場所	上気道で増える	小腸で増える
潜伏期間	約3日間	1〜2日
感染可能期間	発症の1日前から発症後5日間程度	感染力が大変強く、100個以下のウイルスでも感染を起こす。下痢症状が消失した後でも、1か月近く便中に排出される場合もある
症状	38〜39℃以上の急激な発熱で発症。呼吸器症状に加え、頭痛、腰痛、筋肉痛、関節痛、全身倦怠感などの全身症状を伴う	①噴射するような激しい嘔吐 ②水様の下痢便 なお、症状の出ない不顕性感染者が2％存在する
ワクチン	ワクチンがある（毎年、接種）	ワクチンはない
消毒薬	アルコールなど（消毒薬に弱い）	次亜塩素酸ナトリウム （アルコールは有効でない）
就業制限期間	「発症後5日間、かつ、解熱後2日間」は仕事をしない	「嘔吐や下痢などの症状が軽快して、さらに48時間が経過するまで」は仕事をしない

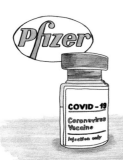

付録 ファイザー社製の
新型コロナワクチン

ファイザー社製の新型コロナワクチン	
販売名	コミナティ® 筋注
接種対象	16歳以上。公費対象（無料接種）
接種回数	2回（3週間間隔）。1回0.3mLを合計2回。
副反応	ファイザー社のワクチンでは、接種後に注射した部分の痛み、疲労、頭痛、筋肉や関節の痛み、寒気、下痢、発熱などがみられることがある。 こうした症状の大部分は、接種後数日以内に回復している。 新型コロナのワクチンに限らず、これまでのワクチンにおける一般的な副反応には、①軽度だが頻度の高い接種部位の局所反応（発赤・腫脹・硬結）や全身性の反応（発熱、全身倦怠感、頭痛）と②重度だが頻度の低いアナフィラキシーやギランバレー症候群などがある。
重要な基本的注意	ワクチン接種直後または接種後に注射による心因性反応を含む血管迷走神経反射として失神することがある。
接種後の注意点	接種後、15分以上、接種を受けた施設で待機し、体調に異常を感じた場合には、速やかに医師へ連絡する。 過去にアナフィラキシーなど重いアレルギー症状を起こしたことがある場合や、気分が悪くなったり、失神などを起こしたりしたことがある場合は、30分以上待機すること。
参考	1.厚生労働省.ファイザー社の新型コロナワクチンについて.2021年2月 2.コミナティ筋注（コロナウイルス修飾ウリジンRNAワクチン）添付文書.2021年2月改訂（第2版） 3.ファイザー社.新型コロナワクチン予防接種についての説明書

おわりに

　最後に忘れてはいけないのは、感染対策は「新型コロナウイルスなどの病原微生物」と「人の心」の「2つの目には見えないものが相手」であるということです。

　病原微生物は、その正体さえわかれば対策方針が決まり、感染対策を全員で徹底すれば、いずれ終息の日を迎えることができます。しかし、人の心は一筋縄ではいきません。

　新型コロナが国内に広がり出した2020年春頃は、まだコロナの正体がわからず、人々は恐怖心もあって、自ら行動を制限し自粛できました。しかし、ウイルスの振る舞いが徐々に解明され、一部の人たちにおいてウイルスに対する恐怖心や警戒心が薄れ、ウイルスは人から人へと伝播され、終息の日はまだまだ見えていません。

　コロナ対策は、目には見えない人の心への対策でもあります。

　早く、穏やかな日々が再び訪れることを祈るばかりです。

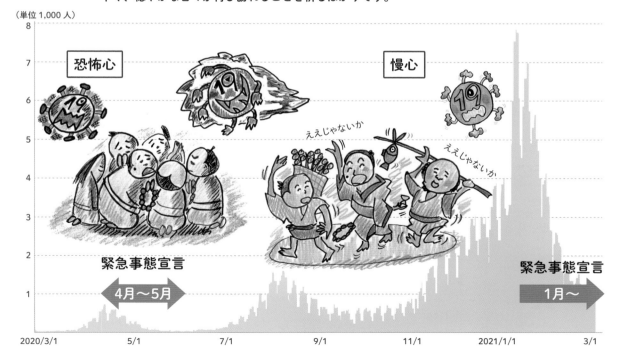

[著者プロフィール]

下間正隆（しもつま・まさたか）

1982年、京都府立医科大学を卒業。
大学病院、京都第二赤十字病院、舞鶴赤十字病院などの外科に勤務。
2008年から10年間、京都第二赤十字病院で、感染制御部の専従医師。
2018年から、日本赤十字豊田看護大学に勤務。

[著書]

『まんがで見る手術と処置』、照林社、1993年、（続）1996年

『まんがで見る術前・術後ケアのポイント』、照林社、2000年

『カラーイラストでみる外科手術の基本』、照林社、2004年

『イラスト祇園祭』、京都新聞出版センター、2014年

『イラストみんなの感染対策』、照林社、2016年

『ホスピタル・クリーニング』、モレーンコーポレーション社、2017年

『世界の脅威CRE学習帳』、モレーンコーポレーション社、2018年

『イラスト京都御所』、京都新聞出版センター、2019年　など

カラーイラストで学ぶ
新型コロナウイルスの感染対策

2021年5月15日　第1版　第1刷　©

著　者	下間 正隆　SHIMOTSUMA, Masataka
発行者	宇山閑文
発行所	株式会社金芳堂
	〒606-8425
	京都市左京区鹿ヶ谷西寺ノ前町34番地
	振替　01030-1-15605
	電話　075-751-1111　（代）
	https://www.kinpodo-pub.co.jp/
組版	HON DESIGN
印刷・製本	シナノ書籍印刷株式会社

落丁・乱丁本は直接小社へお送りください．お取替え致します．

Printed in Japan
ISBN978-4-7653-1868-6